JN029647

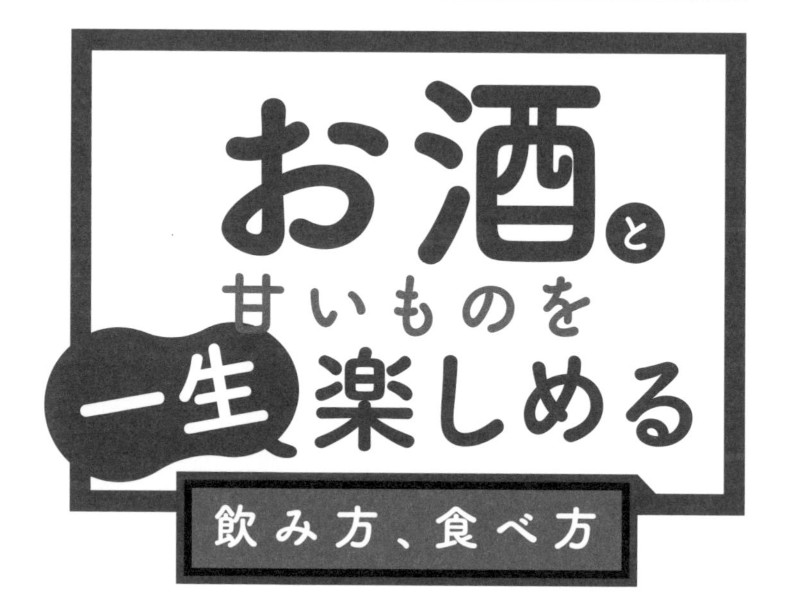

肝臓外科医
尾形哲

KADOKAWA

はじめに

こんにちは。肝臓外科医の尾形 哲です。

まず、本書を手に取ってくださった方の勇気に、心からの拍手とお礼をお伝えします。特にお酒好きの方にとって、肝臓をみる医者なんて〝敵〟以外の何者でもないと、思われていても仕方がありませんので。

「お酒をやめなさい」と指導されるに違いないと身をすくませながらも、「一生楽しめる」という書名に希望を持ってくださった方に、科学的に根拠のある健康情報とともに、やめずに楽しむ工夫を随所にちりばめたつもりです。

Dr. 尾形

これからの大切な人生をよりよく生きるために、〝あ〟から始まる2大嗜好品との付き合い方を知ることは、とても意味のあることです。

それが、**「アルコール（お酒）」と「甘いもの」**です。

お酒と甘いものには、3つの共通点があります。

1つ目は、**口にすると幸福感が広がる**こと。

暑い日に飲む生ビールが与えてくれる、心地よいのど越しとほろ酔い感。仕事に疲れた帰宅途中で購入するコンビニスイーツがもたらす、心を満たす甘さと香り。

お酒と甘いものは、その日のストレスを忘れさせてくれるありがたい存在です。

2つ目が、**やめたくてもやめられない**こと。

特定のものがやめたくてもやめられない状態になることを「依存症」といいます。

お酒と甘いものは、ギャンブルや薬物と同様、〝たまに〟が〝毎日に〟となり、少しずつ量が増え、最終的には自分の力だけでやめられなくなってしまう精神疾患を誘発する可能性があるのも事実です。

3つ目が、**肝障害の原因**となること。

お酒の飲みすぎが肝障害の原因になるのは有名ですが、甘いものがお酒と同等に肝臓にダメージを与えることは、ご存じない方もいるかもしれません。お酒を飲まなくても脂肪肝になる人は、成人の3人に1人です。〝お酒を飲む人だけが肝臓を悪くする〟という常識は、完全にくつがえされているわけですね。

それでも、お酒も甘いものも〝やめなさい、ゼロにしなさい〟とは言いません。

それよりも、**体の声を聞きながら減らすほうが無理なく続く**のです。

本書によってお酒をたしなみ、甘いものを食べながらも、一生健康な肝臓を維持できるなら、著者としてこれ以上の喜びはありません。

肝臓外科医　**尾形　哲**

CONTENTS

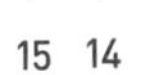

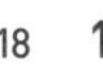

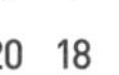

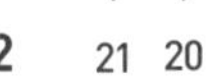

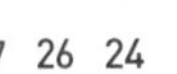

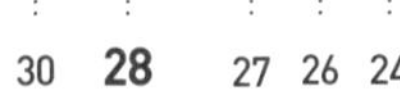

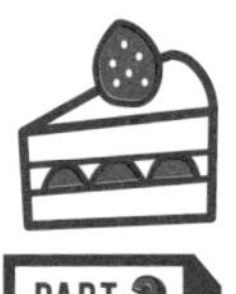

PART 2
甘いものを一生楽しめる食べ方

STAFF
漫画：松本麻希／装丁：小口翔平+青山風音(tobufune)
本文デザイン：島村千代子／本文DTP：武田 生
編集・制作協力：江山 彩(編集室桜衣)／校正：麦秋アートセンター
編集：大矢麻利子(KADOKAWA)

※本書に掲載している商品は、2023年7月末現在のものです。なお、本書の本文中やイラストに記載しているノンアルビール(BEER)、微アルビール(BEER)は、正式には「ビールテイスト飲料」です。

PART 1

お酒を一生楽しめる飲み方

01 お酒はエンプティカロリーで太らない？

金曜日の
仕事終わりは
Trattoria
隣の部署の酒好き仲間と
コスパのよい
イタリアン居酒屋へ
悠子（47歳）
おつかれーー
チン
1週間よく
がんばった！
ハ〜
まあ、
昨日も
ワイン
おとといも
ワイン
おとといは白
その
前の日も…
ワイン
一人で毎日
家飲みしてるけど…
ハハ…
やっぱり仕事のあと
みんなで飲む
ワインは最高だー！
ワイワイ
くいっ
くいっ
おかわり
頼もっ
ボトルに
しちゃおうよ！
ちまちま
頼むのも
メンドーよね

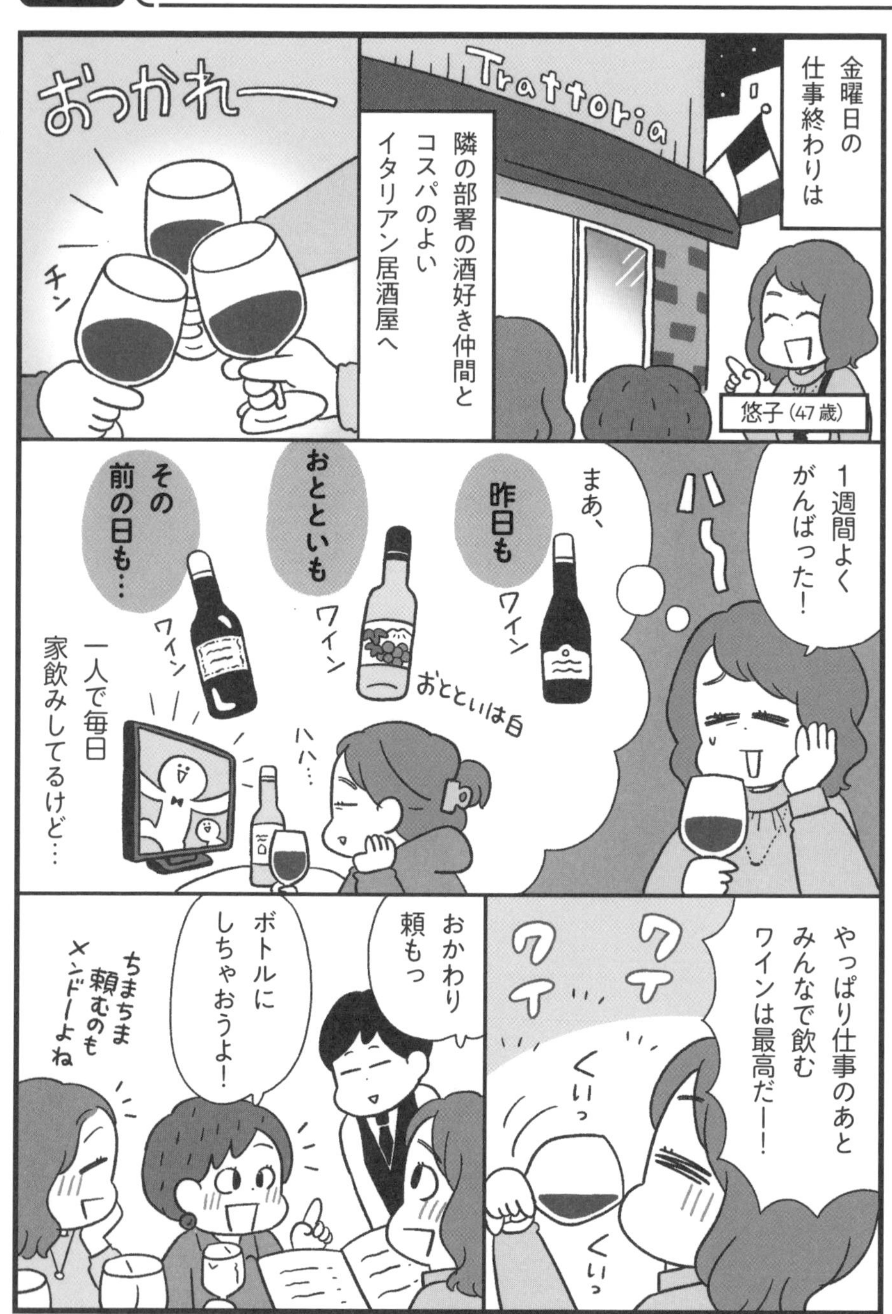

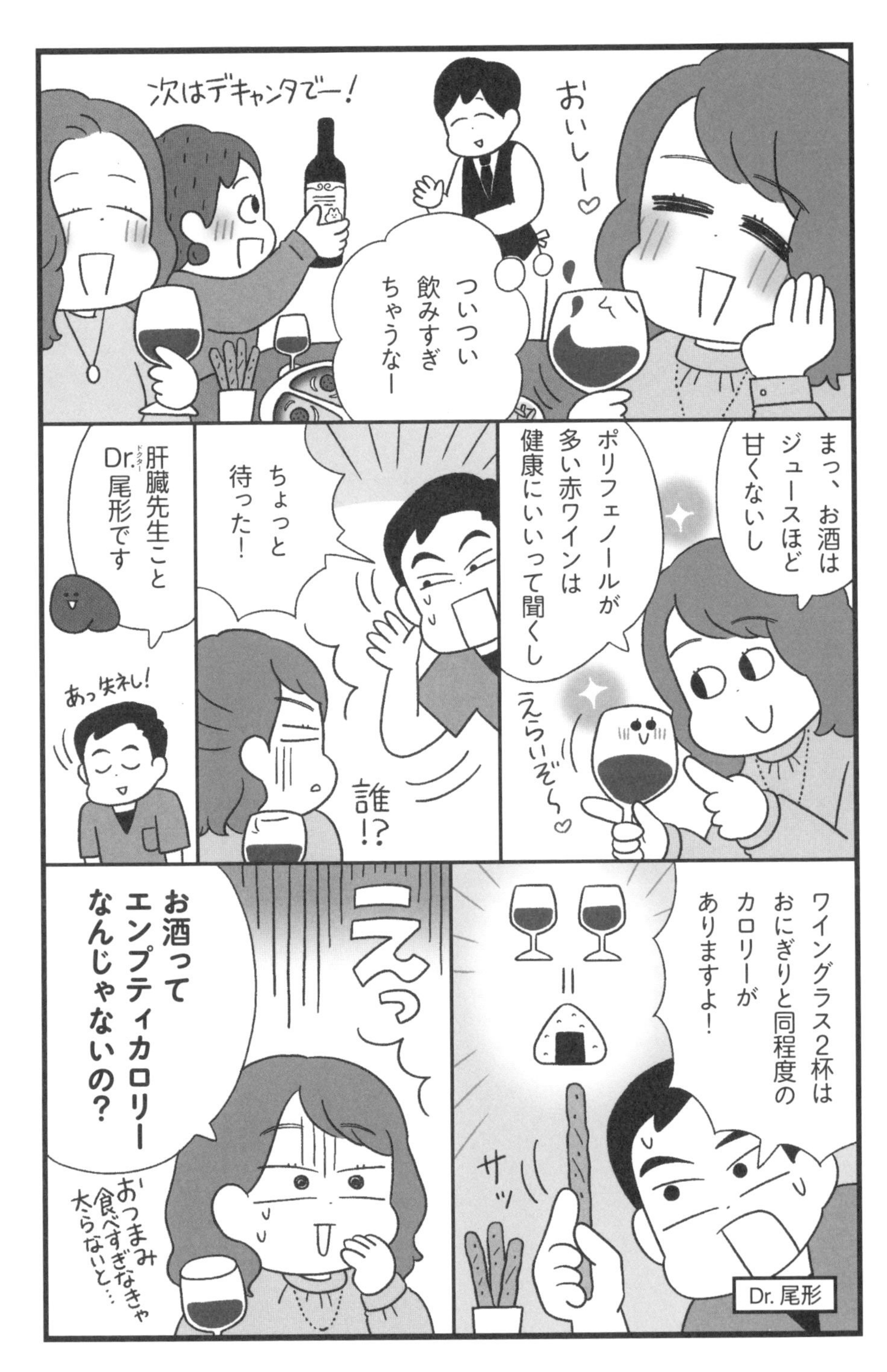
次はデキャンタでー！
おいしー♡
ついつい飲みすぎちゃうなー
まっ、お酒はジュースほど甘くないいし
ポリフェノールが多い赤ワインは健康にいいって聞くし
えらいぞ～♡
ちょっと待った！
誰!?
肝臓先生ことDr.尾形です
あっ失礼し！
ワイングラス2杯はおにぎりと同程度のカロリーがありますよ！
サッ
Dr.尾形
えっ
お酒ってエンプティカロリーなんじゃないの？
おつまみ食べすぎなきゃ太らないと…

赤ワインはグラス2杯で**おにぎり1個分**のカロリーと同等

お酒のカロリーの求め方

STEP1 純アルコール量(g)を求める

純アルコール量 = 度数(%)×量(mℓ)×0.8(比重)÷100

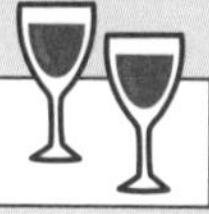

赤ワイン
グラス2杯の場合

※度数:12%
　グラス1杯:125mℓ

12(%)×250(mℓ)×0.8÷100=**約24g**

STEP2 お酒のカロリーを求める

アルコール1g=約7.1kcal

24(g)×7.1(kcal)=**約170.4kcal**

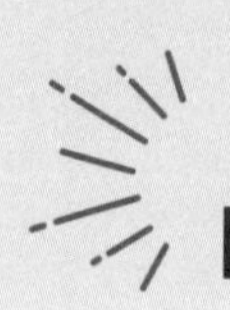
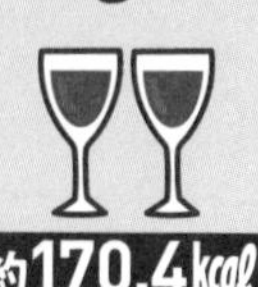
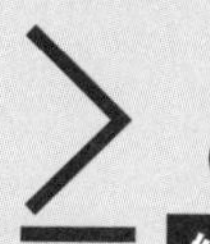

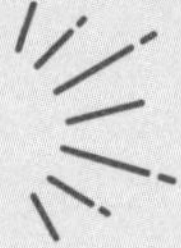

約170.4kcal ＞ 約170kcal

約170.4kcal = 約170kcal

※コンビニの普通サイズのおにぎり。

お酒はエンプティカロリーという意味をカロリーゼロと誤解している人が多いようです。エンプティは〝空っぽ〟という意味で、高カロリーなのに、栄養は空っぽな食品を指します。まさにその通りで、**お酒は高カロリーにもかかわらず、必要な栄養素は兼ね備えていません。**

お酒に含まれるアルコールはエネルギー源で、カロリーがあります。**純アルコール量1gに対して、約7・1kcalのエネルギー量**になります。脂質1gは約9kcal、糖質とタンパク質は1gで約

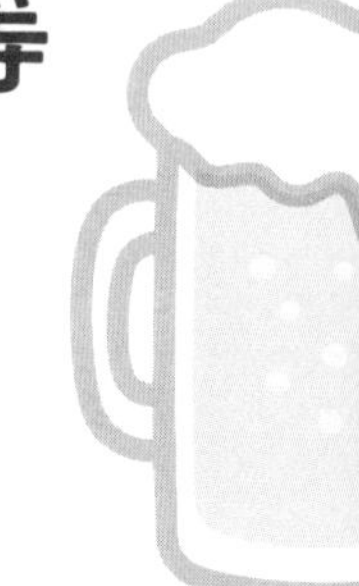

200kcal相当のお酒の量

※（　）内の数値はアルコール度数。お酒のエネルギー量には、純アルコール量分のカロリーに加えて、その他栄養成分に含まれるカロリーも含まれます。

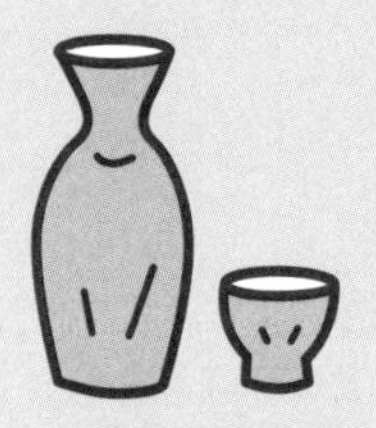

日本酒（15%）1合
180mℓ

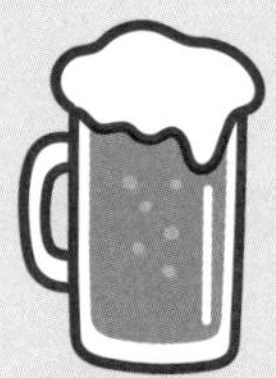

ビール（5%）
500mℓ

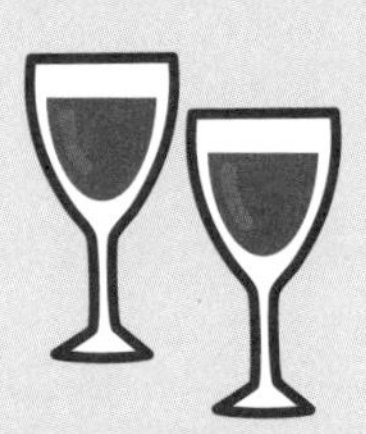

ワイン（12%）グラス2杯強
270mℓ

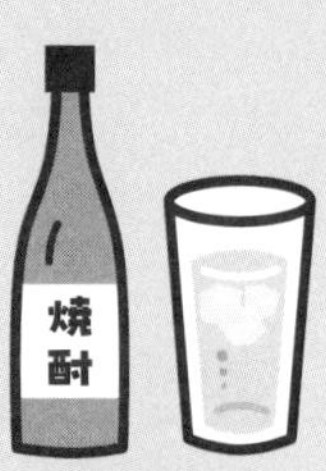

焼酎（25%）
140mℓ

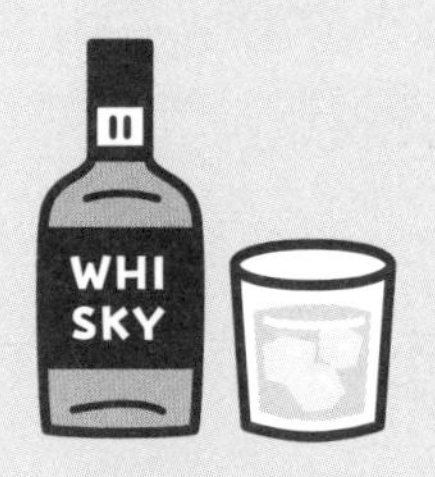

ウイスキー（48%）
80mℓ

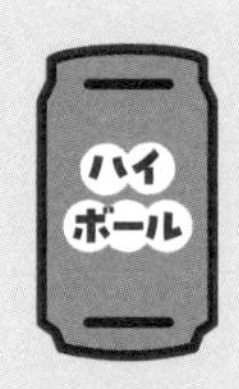

ハイボール
（7%市販品）
400mℓ

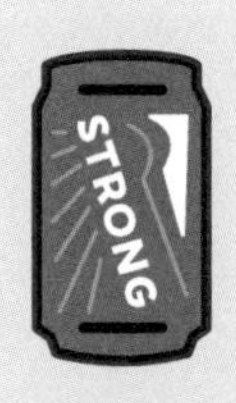

ストロング
チューハイ（9%市販品）
350mℓ

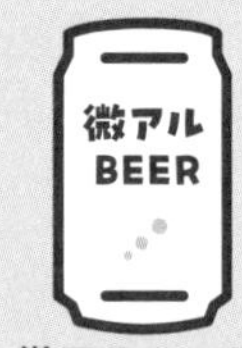

微アルコール
ビールテイスト飲料
（0.5%市販品）
600mℓ

4kcalのエネルギーなので、同量の1gで比較するなら、脂質よりは少ないけれど、糖質とタンパク質よりも多くのエネルギー量を生む計算になります。

細かい話をすれば、お酒を飲むと体がカーッと熱くなるように、お酒のエネルギーは代謝によって熱になって分解されやすいのも事実です。しかし、太らないとは決して言えません。

ワイン2杯のカロリーは170kcalほどあり、コンビニの普通サイズのおにぎりのカロリーと同等になります。同様に、日本酒なら1合、ビールなら500mℓで200kcalに相当します。

「お酒は4回目の食事」と考えるべきで、脂肪を増やす原因です。飲酒後に追い打ちをかけるように締めのご飯や麺を食べれば、太るのは当然ですね。

＼ 太るのも当然！ ／

飲み会1回の総摂取カロリー

あなたの飲み方に近いのは？

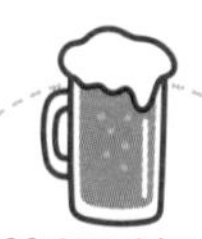

普通飲み

ビール（500mℓ）1杯、
ハイボール2杯、
日本酒おちょこ3杯

632kcal

＋

普通食べ

枝豆20ｇ、シーザーサラダ80g、フライドポテト50ｇ、焼き鳥3本、卵焼き2個、ピザ2ピース

747kcal

TOTAL **1379kcal**

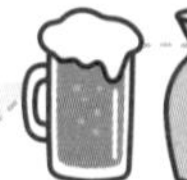

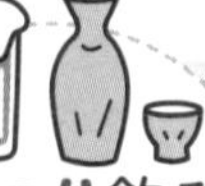

がっつり飲み

ビール（500mℓ）2杯、
ハイボール2杯、日本酒
1合、レモンサワー1杯

1086kcal

＋

少量食べ

枝豆20 ｇ、
シーザーサラダ 80g、
焼き鳥2本、
卵焼き2個

370kcal

TOTAL **1456kcal**

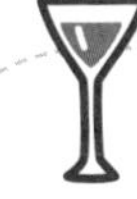

甘いカクテル

カシスオレンジ1杯、
ジントニック1杯、
カルーアミルク1杯

477kcal

＋

普通食べ

枝豆20ｇ、シーザーサラダ80g、フライドポテト50ｇ、焼き鳥3本、卵焼き2個、ピザ2ピース

747kcal

TOTAL **1224kcal**

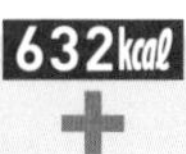

※編集部調べ。フードは実際に店舗で提供されるもの。
サワー、カクテル類は「あすけんダイエット」の数値を参考に算出しています。

◆◆◆◆◆◆◆◆◆◆◆◆◆◆◆◆◆◆◆◆◆◆◆◆◆◆◆◆◆◆◆◆◆◆◆◆

飲み会1回で1日の推定エネルギー必要量の約5割に相当

1日の推定エネルギー必要量は個人差がありますが、身体活動レベルが標準的な40代男性で1日の推定エネルギー必要量は2,700kcal、40代女性で2,050kcal※です。上図は一般的な飲み会1回での飲食量のカロリーを示したものですが、1日の推定エネルギー必要量の約5割に相当。飲み会での飲食はカロリー過多になりやすいと心にとめておきましょう。

◆◆◆◆◆◆◆◆◆◆◆◆◆◆◆◆◆◆◆◆◆◆◆◆◆◆◆◆◆◆◆◆◆◆◆◆

※厚生労働省「日本人の食事摂取基準（2020年版）」

標準的なアルコール量の半量でも…

肥満・メタボのリスクは上昇

飲酒と肥満・メタボリスク
男性
女性
標準的なアルコール量
缶ビール※
1/2本〜1本
(1日当たり)
純アルコール量
7.1〜14g
肥満 約10% UP
メタボ 約10% UP
肥満 約9% UP
メタボ 約3% DOWN
標準の2倍以上のアルコール量
缶ビール※
2本以上
(1日当たり)
純アルコール量
24g以上
肥満 約34% UP
メタボ 約42% UP
肥満 約22% UP
メタボ 約18% UP

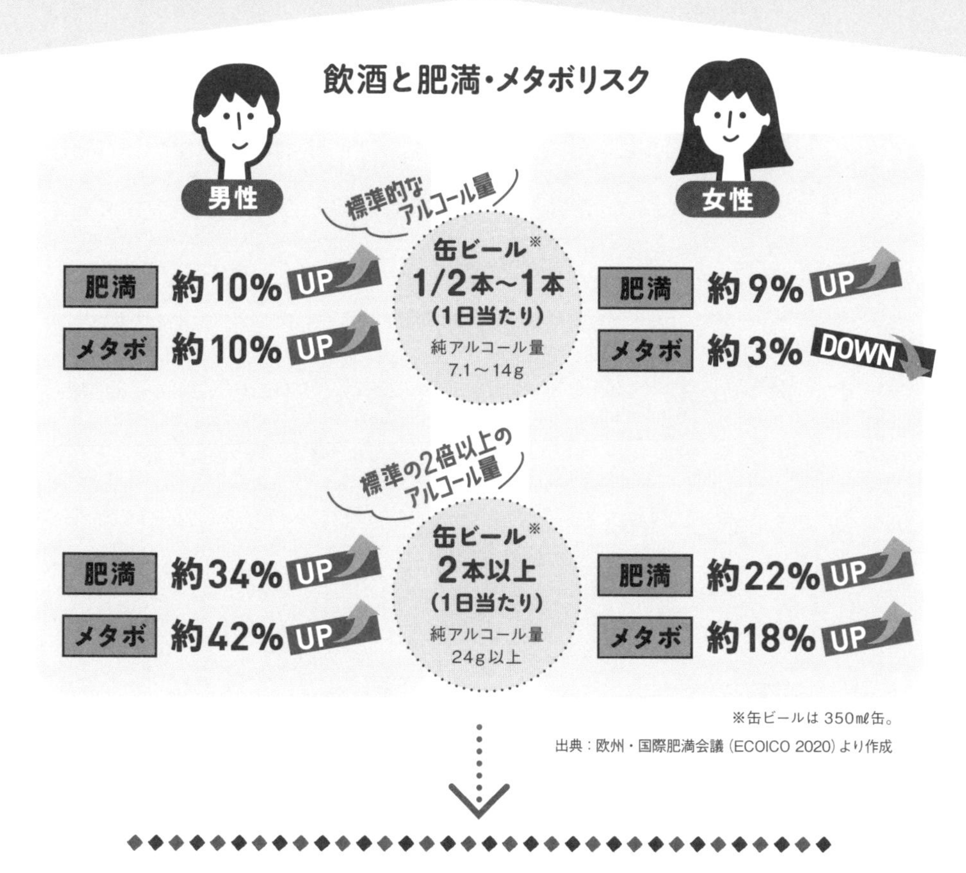

※缶ビールは350㎖缶。

出典：欧州・国際肥満会議（ECOICO 2020）より作成

酒量が増えれば、肥満やメタボリスクも上がる

韓国の国立ソウル医療センターが、約2700万人の成人を対象に行った大規模な調査の結果です。世界的に標準的なアルコール摂取量は、1日で純アルコール量14gとされていて、標準的な摂取量の半分の約7gの摂取で女性のメタボリスクは低下したものの、男性の肥満やメタボのリスクは上昇。また、飲酒量が増えるとそのリスクはさらに高まります。

02 太るビールをやめ、ハイボールにチェンジ？

夫も私もお酒が大好き！
夫（45歳）
やっぱビールでしょ
亜紀（43歳）
ただ…
うま
ぷは〜
私もすっかりパンツのウエストはゴムオンリー
これも閉まらん…
ゴム
ゴム
ゴム
でもさすがに、ああはなりたくない…
ム…
なんか失礼な空気!!
だから、普段の晩酌は
糖質ゼロ
糖質ゼロで太りにくいハイボールに切り替えました
ハイボール
糖質オフダイエットの記事にこれなら太らないって書いてあった！

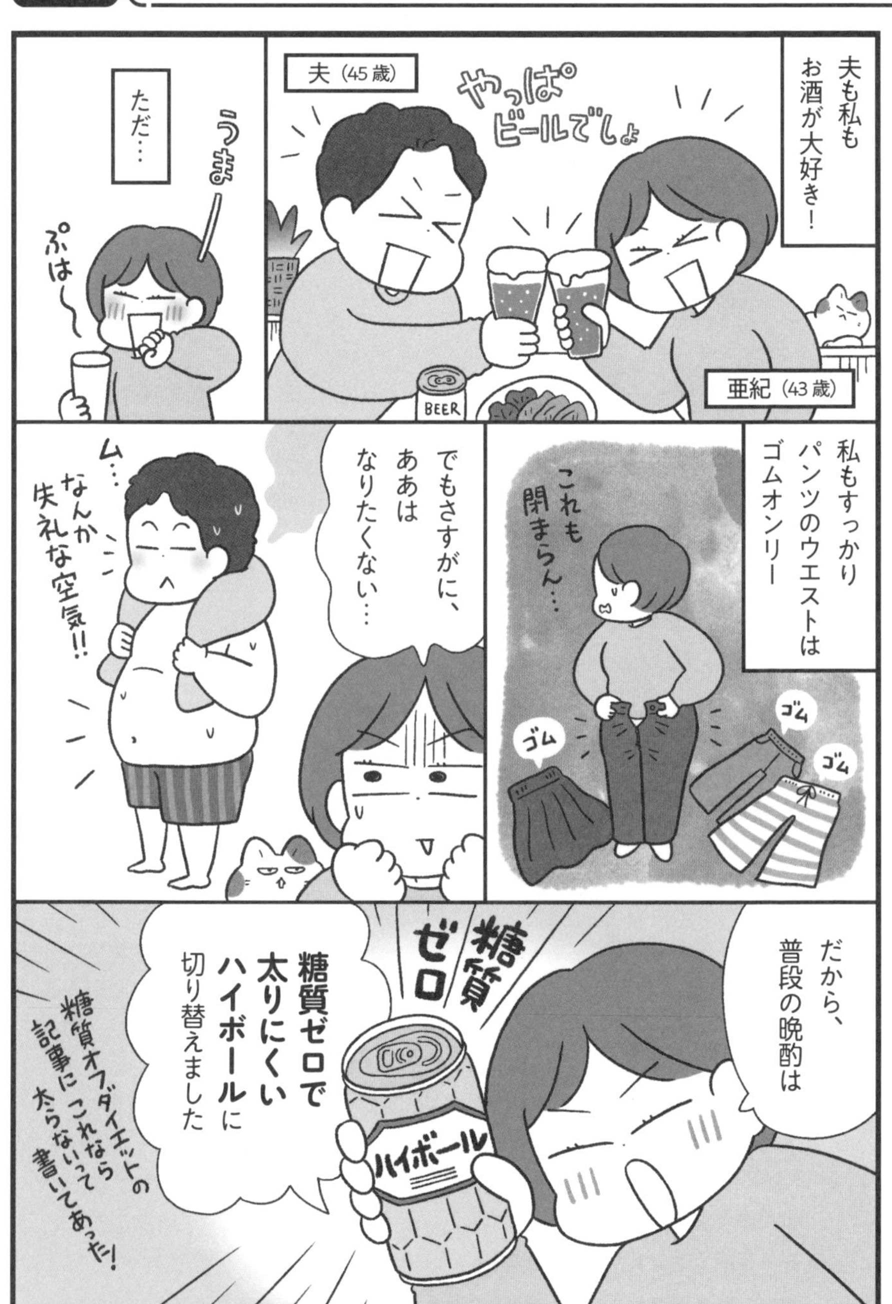

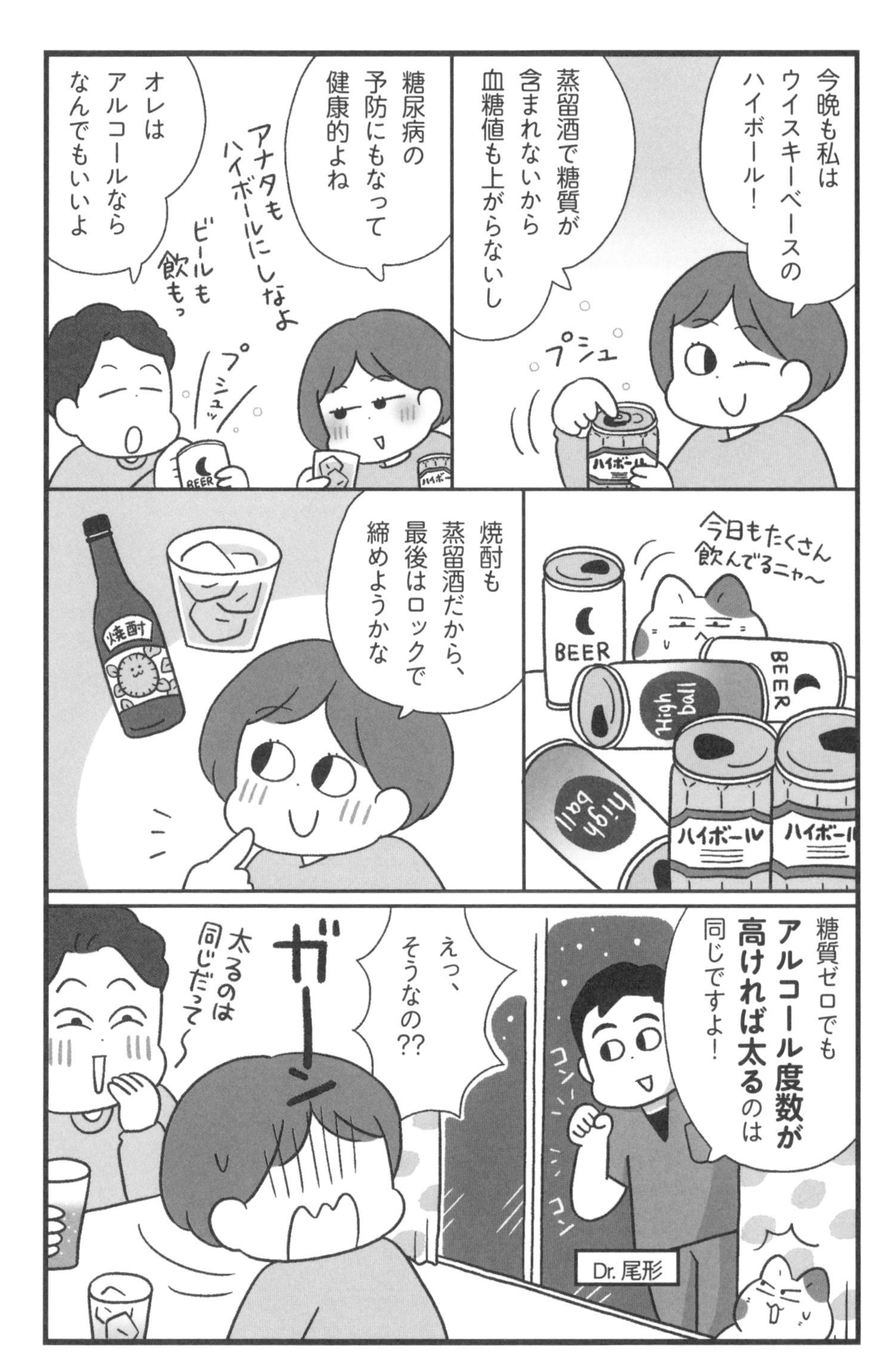

今晩も私は
ウイスキーベースの
ハイボール！
蒸留酒で糖質が
含まれないから
血糖値も上がらないし
プシュ
ハイボール
糖尿病の
予防にもなって
健康的よね
アナタも
ハイボールにしなよ
オレは
アルコールなら
なんでもいいよ
ビールも
飲もっ
プシュッ
BEER
今日もたくさん
飲んでるニャ〜
BEER
High ball
ハイボール
焼酎も
蒸留酒だから、
最後はロックで
締めようかな
焼酎
糖質ゼロでも
アルコール度数が
高ければ太るのは
同じですよ！
コン
Dr.尾形
えっ、
そうなの??
ガーン
太るのは
同じだって〜

ハイボールは糖質ゼロでも高カロリー 太らない酒ではない

蒸留酒、醸造酒、混成酒の分類
糖質を含み、度数は20%まで
醸造酒
代表的なお酒
ビール
日本酒
ワイン
糖質ゼロでもアルコール度数が高い
蒸留酒
代表的なお酒
ウイスキー
焼酎
ウォッカ、ブランデー、ジンなど
醸造酒や蒸留酒に果実やハーブを加えたもの
混成酒
代表的なお酒
梅酒
リキュール

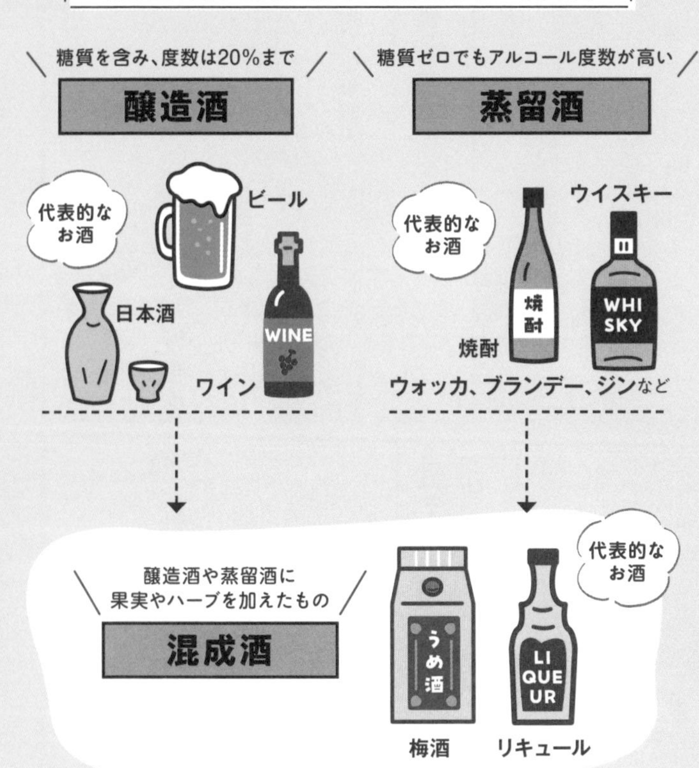

糖質制限ダイエットの流行から、糖質が含まれるビールや日本酒を避けて、焼酎やウイスキーの炭酸水割りで減量を試みる人が少なくありません。でも、そこには落とし穴もあります。その理由を説明する前に、まずはお酒の種類について解説しましょう。

お酒は、製造方法によって「醸造酒」「蒸留酒」「混成酒」の3つのタイプに分けられます。

醸造酒の代表はワイン、ビール、日本酒で、米や麦などの穀物や、ぶどうなどの果実に含まれているでんぷんや

どっちが太る？　ビール VS ハイボール

（350㎖当たり）

ビール

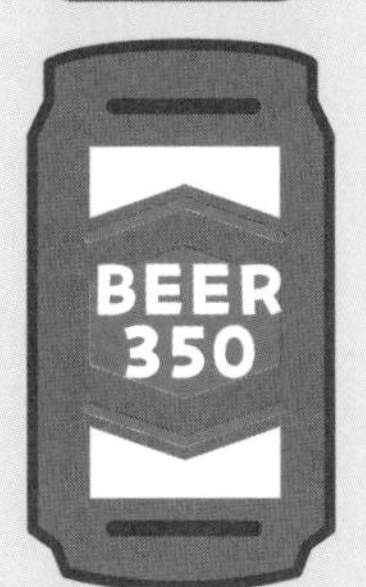

糖質 10.9g
137㎉
※アルコール度数：5%

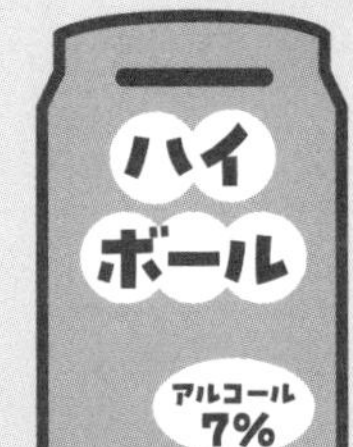

ハイボール

ハイ
ボール
アルコール
7%

糖質 0g
168㎉

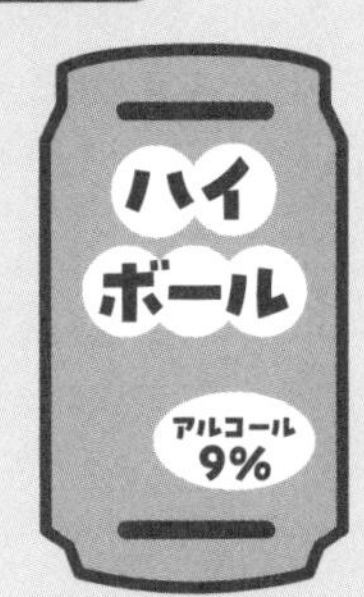

糖質 0g
210㎉
※商品によって異なる。

ハイボールで太りやすい理由

- アルコール度数が高く、意外と高カロリー
- のど越しが爽やかで飲酒量が増える
- ジンジャーエール割りなら、糖質量も増える

糖を、酵母菌を使って発酵させます。そのため、糖質が含まれています。

蒸留酒は焼酎、ウイスキーに代表され、原料を発酵させた液体を蒸留したお酒です。簡単にいえば醸造酒を気体化したアルコールを液体にするため、糖質は残りません。しかし、醸造酒に比べてアルコール度数が高くなります。

混成酒は醸造酒や蒸留酒に、果実や薬草、ハーブ、香辛料を加えたお酒です。

蒸留酒の落とし穴は、確かに糖質はゼロですが、アルコール度数が高いところにあります。市販されている**同量のビールとハイボールを比較すると、ハイボールのほうが高カロリー**です。ウイスキー1：炭酸水4の比率で割って自作したとしても、100㎖当たり47㎉で、ビールの39㎉を上回ります。

糖質量に限れば ビールをそこまで敵視する必要なし

糖質を気にするならビールよりご飯

ご飯
お茶碗1膳
（150g）
＝ **糖質量 51.9g**

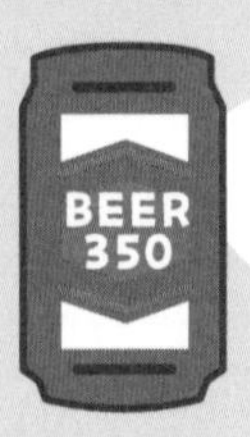

ビール
350㎖
＝ **糖質量 10.9g**

ご飯1膳の
1/5程度

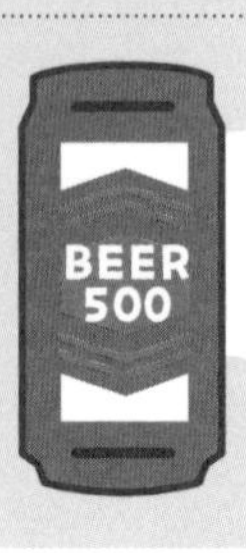

ビール
500㎖
＝ **糖質量 15.6g**

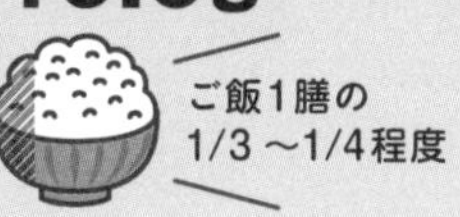

ご飯1膳の
1/3 ～1/4程度

減量目的でビールの糖質量を気にするなら、普段の主食の量を見直してほしいと思います。**ご飯を1膳分（150g）食べれば、糖質量はビール350㎖缶の5倍になります。**量を飲みすぎなければ、ビールをそこまで敵視する必要はないのでは。

私の外来で減量を目指す方たちには、**ご飯をお茶碗半分の70gにする**ように指導しています。ただ、主食を減らすと食物繊維量も減るので、ゼロにするのは厳禁。代わりに、普段の倍量の野菜を食べることも伝えています。

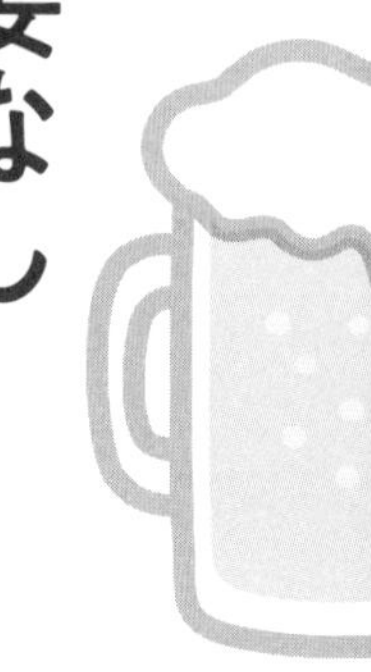

価格は酒税の影響も大きい

ビール系飲料の区別

ビール

- 麦芽100%を原料とし、ホップと水を加えて発酵させたもの
- 麦芽50%以上を原料とし、ホップ、水および麦、米や果実などの副原料を加えて発酵させたもの
- 副原料の使用量が麦芽の重量の5%以内

代表的な商品

- アサヒスーパードライ（アサヒビール）
- キリン一番搾り生ビール(キリンビール)
- サッポロ生ビール黒ラベル(サッポロビール)
- ザ・プレミアム・モルツ（サントリー）

など

発泡酒

- 原料の麦芽の使用割合は50%未満
- 麦芽や麦を原料の一部とした発泡性の酒類
- ビール製造に認められていない原料を使用

代表的な商品

- アサヒスタイルフリー<生>（アサヒビール）
- 淡麗グリーンラベル（キリンビール）
- サッポロ 北海道生搾り（サッポロビール）
- サッポロ 極 ZERO（サッポロビール）

など

新ジャンル

- 原料に麦以外の穀物（トウモロコシや大豆など）を醸造してつくられたもの
- 発泡酒にスピリッツや焼酎などのアルコール飲料を組み合わせたもの

代表的な商品

- クリアアサヒ（アサヒビール）
- のどごし<生>（キリンビール）
- サッポロ 麦とホップ（サッポロビール）
- 金麦（サントリー）

など

2023年10月以降 ビール系飲料の値段が統一されていく

ビールと発泡酒、新ジャンルといわれるアルコール飲料は、上記のように分類されています。酒税にも差があり、350mℓ当たりでビールは70円、発泡酒は46.99円、新ジャンルは37.8円で、価格にも反映されています（2023年7月時点）。酒税は2023年10月から段階的に見直され、2026年10月には54.25円で一本化されることが決まっています。

03 お酒が脂肪になるってどういうこと？

スマート外来
診察室
Dr.尾形の
部屋
こんにちは
弘樹さん
失礼します
弘樹（56歳）
Dr.尾形
健康診断で
肝臓の数値が悪いと
言われて…
お酒のせい
でしょうか？
弘樹さんは、
多い日にお酒を
どれくらい
飲みますか？
えっと…
多い日ですか…
ビール
500mℓ缶
2本と、
日本酒
1～2合
BEER 500
それと…
ゴニョ
焼酎を2杯
くらいかな…
ゴニョ…
そうですか
もっと
飲んでるな
では
週に何回くらい
飲みますか？
メモ
メモ

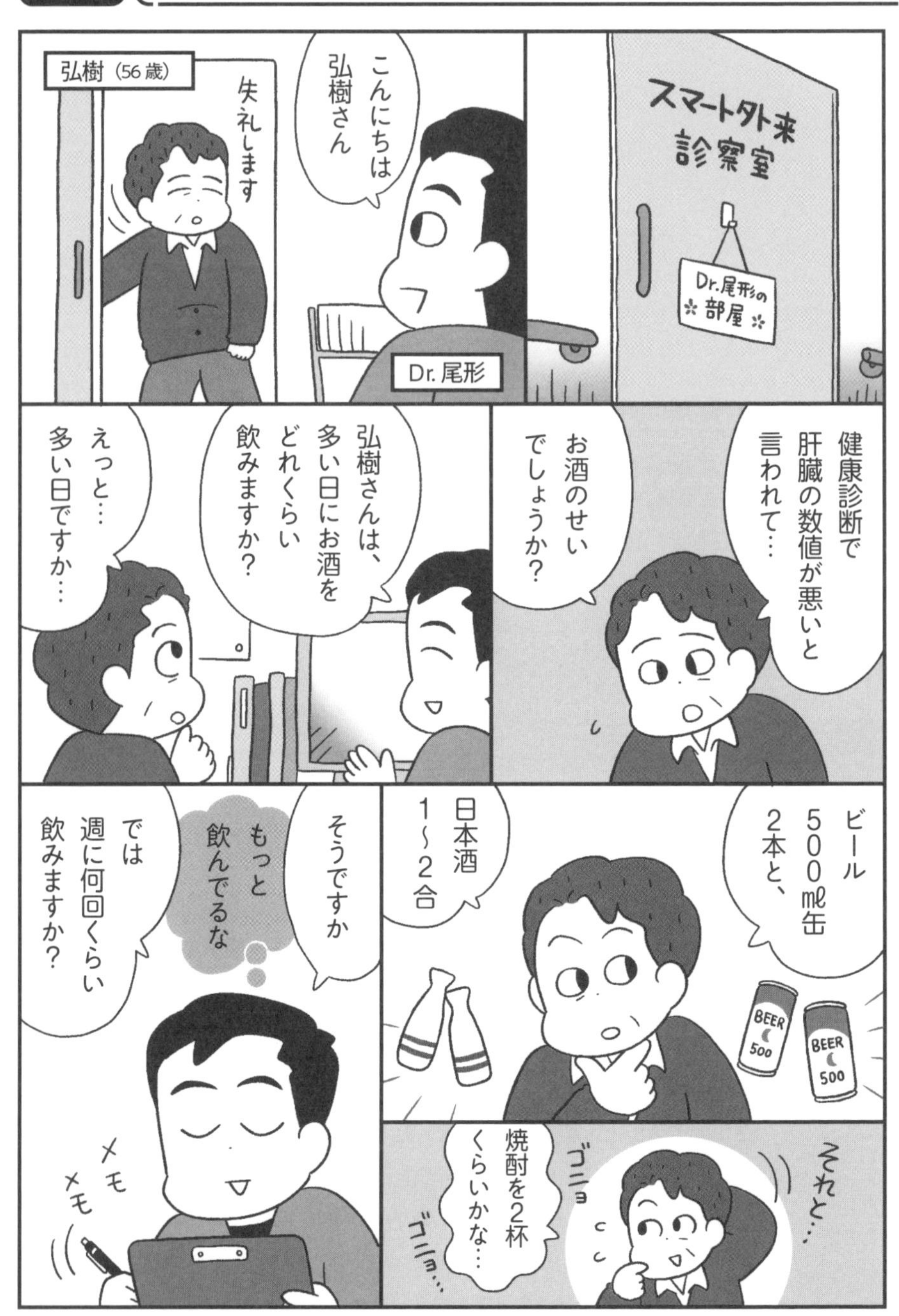

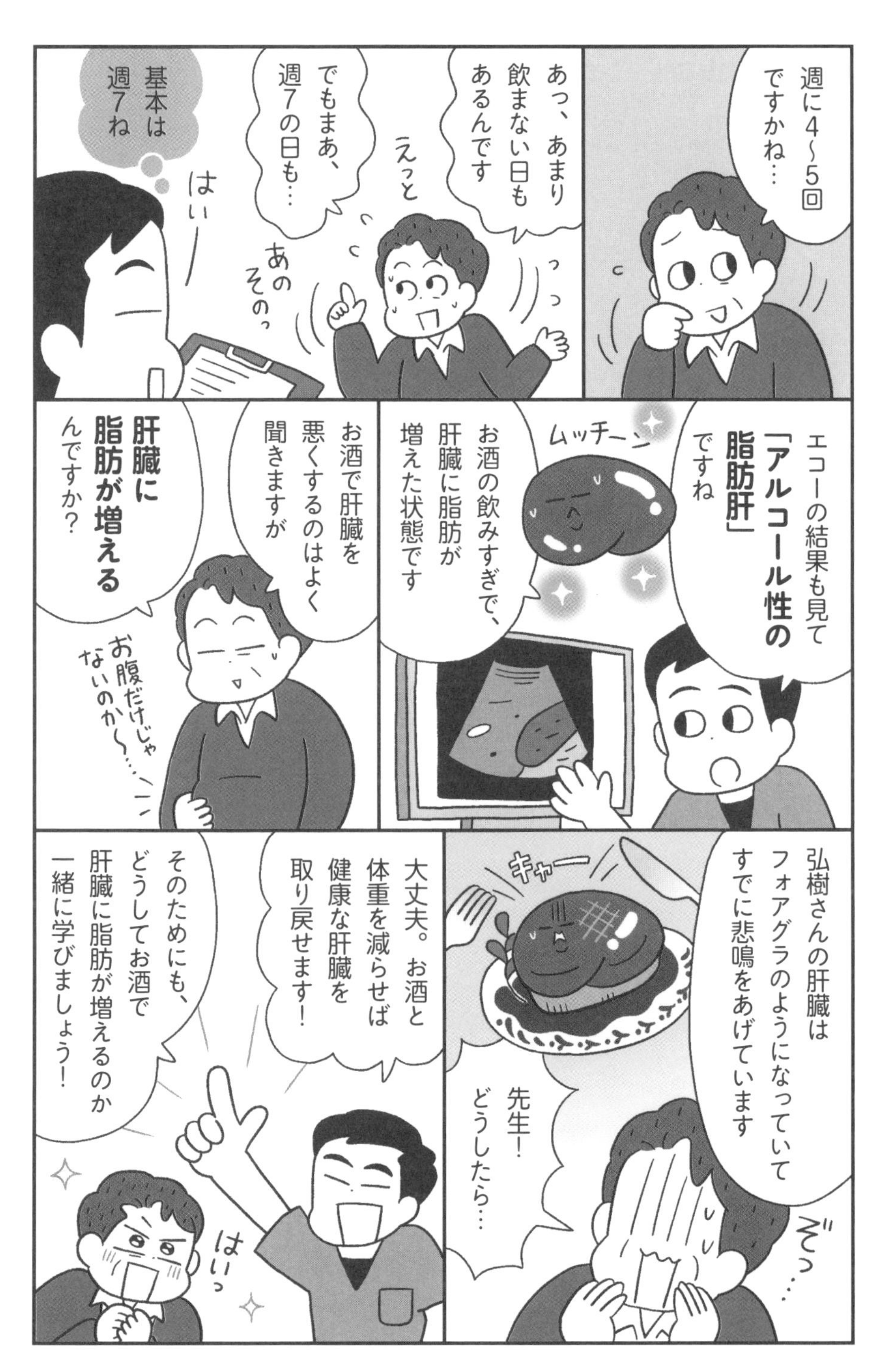
週に4〜5回ですかね…
あっ、あまり飲まない日もあるんです
えっと
でもまあ、週7の日も…
あのそのっ
基本は週7ね
はい
エコーの結果も見て「アルコール性の脂肪肝」ですね
ムッチーン
お酒の飲みすぎで、肝臓に脂肪が増えた状態です
お酒で肝臓を悪くするのはよく聞きますが
肝臓に脂肪が増えるんですか?
お腹だけじゃないのか〜…
弘樹さんの肝臓はフォアグラのようになっていてすでに悲鳴をあげています
キャー
先生!どうしたら…
ぞっ…
大丈夫。お酒と体重を減らせば健康な肝臓を取り戻せます!
そのためにも、どうしてお酒で肝臓に脂肪が増えるのか一緒に学びましょう!
はいっ

お酒で肝臓に脂肪が増える理由

過剰飲酒者の9割に脂肪肝

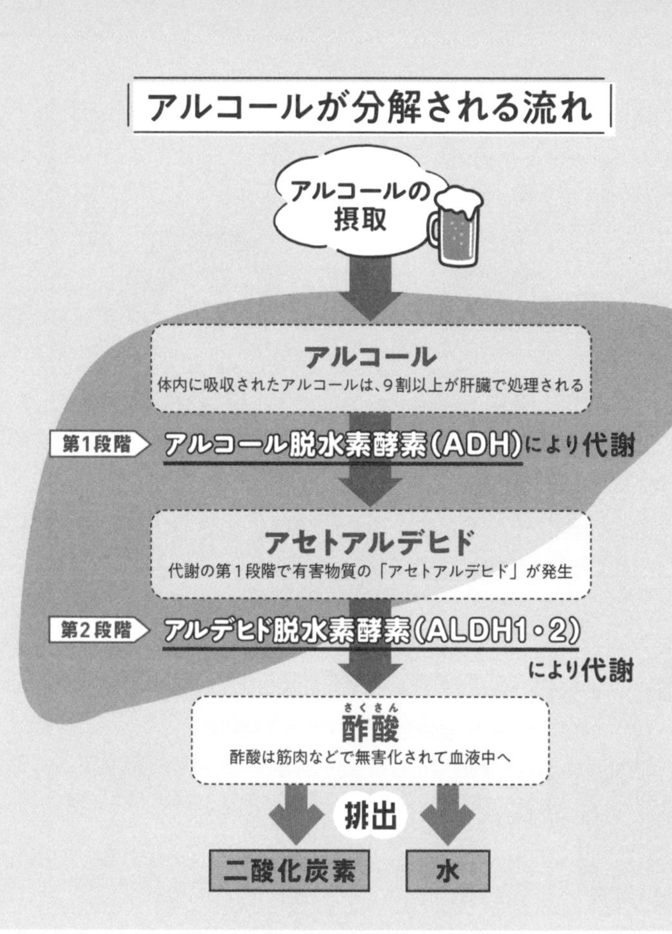

飲酒量が多い人が気にする肝臓ですが、肝機能が落ちる初期段階は、〝肝臓の細胞に脂肪が蓄積する〟ところから始まります。

お酒を飲むと20％が胃で、80％が小腸で吸収されて血液中へ。血液を介して肝臓に運ばれたアルコールは、アルコール脱水素酵素（ADH）という酵素の働きによって、アセトアルデヒドという毒性の強い物質に代謝されます。

その後、アルデヒド脱水素酵素（ALDH1・2）の作用で体に無害な酢酸に分解されて血中に溶け込み、最終的

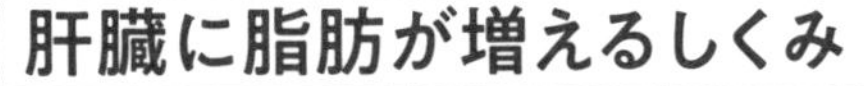

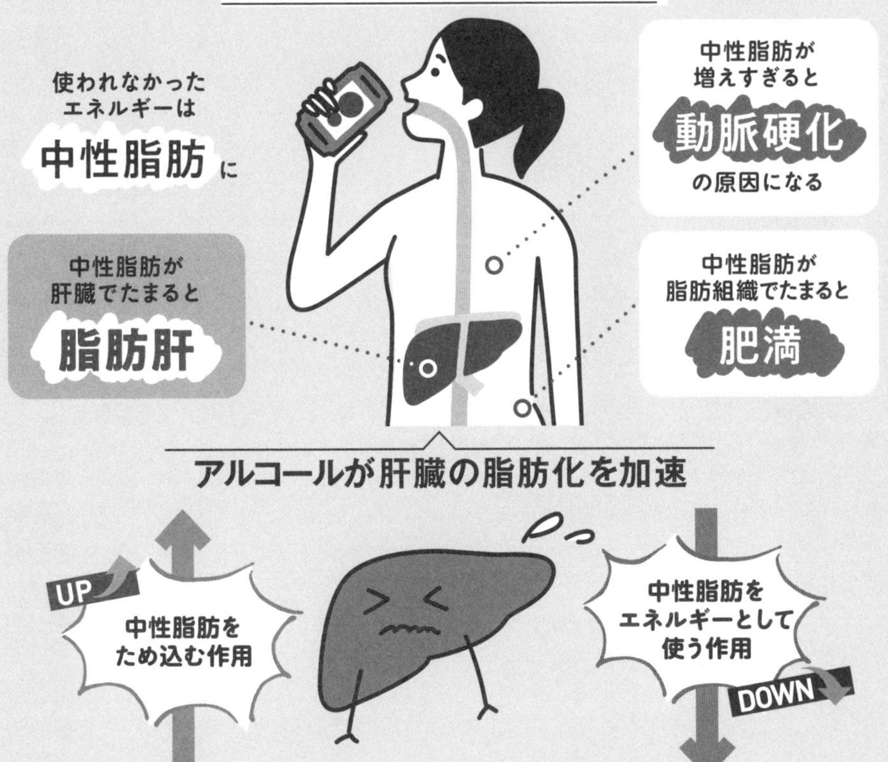

には筋肉内などで二酸化炭素と水に分解されて体外へ排出されます。しかし、大量の飲酒をすると、体はアルコールの処理を優先し、脂肪の代謝は後回しに。飲酒によって、中性脂肪をエネルギーとして使う作用が落ち、反対に中性脂肪をため込んでしまうわけです。

すると、体内で中性脂肪が増えて、肝臓にも脂肪が蓄えられることに。肝細胞内に蓄積した脂肪が30％を超えると、腹部超音波検査やCTに変化が現れ、「脂肪肝」と診断されることになります。脂肪肝にはいくつか種類がありますが、お酒を飲みすぎた人がなるのが「アルコール性脂肪肝」です。事実、過剰飲酒者（1日の純アルコール摂取量が60g以上）の9割以上に脂肪肝が認められます。

お酒が持つ食欲増進効果で脂肪がますます増える

ア ルコールは、胃や腸から吸収された後、肝臓で代謝され、アセトアルデヒド→酢酸へと分解されて、体外へ排出されていきます（24ページ）。このときに糖質以外の物質からブドウ糖を産生する「糖新生」の作用が阻害されます。そのため、おつまみなしで飲酒をすると一時的に血糖値が下がって、かえって食欲が増すのです。

さらにアルコールには消化酵素の分泌を増やし、胃の血流をよくする働きもあるため、消化が促進。食欲が増進して、脂肪が増えるのです。

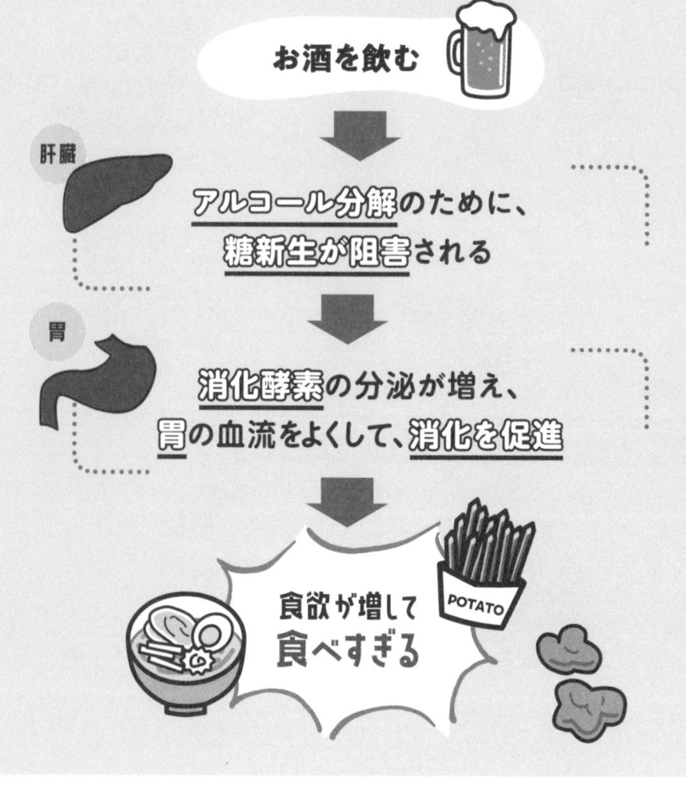

放置して飲みすぎると危険

アルコール性脂肪肝とは?

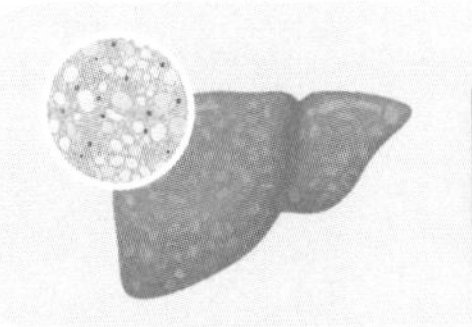

アルコール性 脂肪肝

大量の飲酒によって、肝臓の細胞内に脂肪が蓄積されていきます。

↓ 飲み続けると…

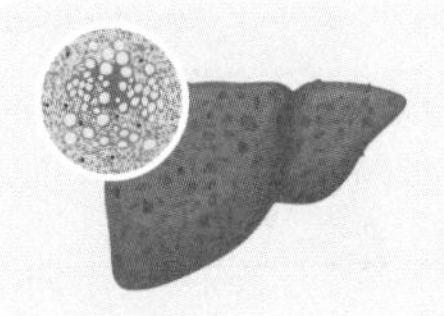

アルコール性 肝線維症

脂肪肝から症状が一歩進み、肝硬変になる前段階。肝細胞が壊死して、肝臓が線維化します。

↓ 飲み続けると…

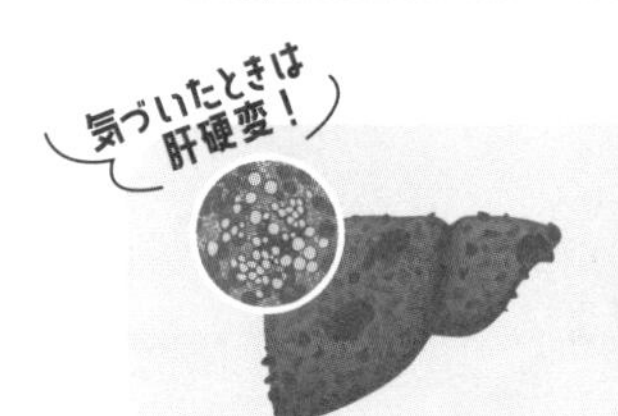

アルコール性 肝硬変

肝細胞が縮んで正常な機能が失われます。やせる一方で腹水がたまり、昏睡の危険も高まります。

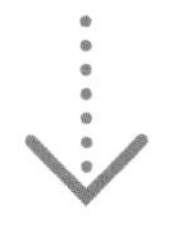

原因はアルコール。飲酒量を減らせば改善できる

肝臓は「沈黙の臓器」と呼ばれるように、状態がかなり悪くなるまで症状が出ないことが多いです。実際、脂肪肝の時点ではほとんど症状がありません。だからといって飲酒を続ければ症状が進み、最悪の場合は肝硬変になって肝臓の機能が失われて命に関わります。お酒を減らして、脂肪をため込まないようにしましょう。

04 少量なら"お酒は百薬の長"ですよね?

63歳!?
お若いですね
見えなーい
えーえっ
ってよく
言われるけど
ありがとー
明子（63歳）
それなりに食事に
気をつかっていいものを
選ぶようにしている
でも、お酒は好きだし、
むしろ私の元気の源！
ドン
芋
この焼酎ロックを
おいしく飲めているうちは
元気だって思える
日々の健康確認
みたいなものよね〜
なのに、なのにだ……
えっ
マチャミが
健康のために
お酒を控えている
ですって!?
HAIR SALON
週刊情報

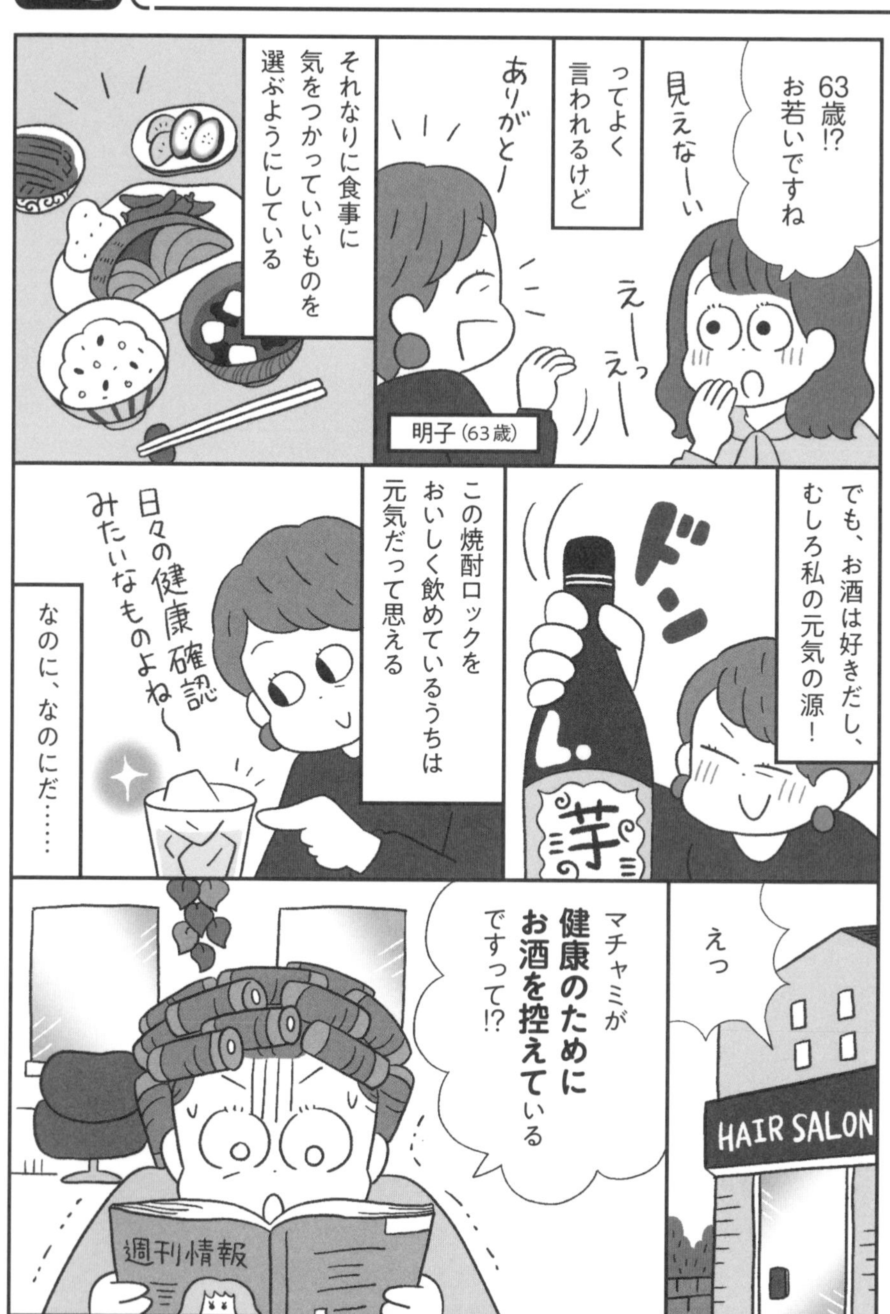

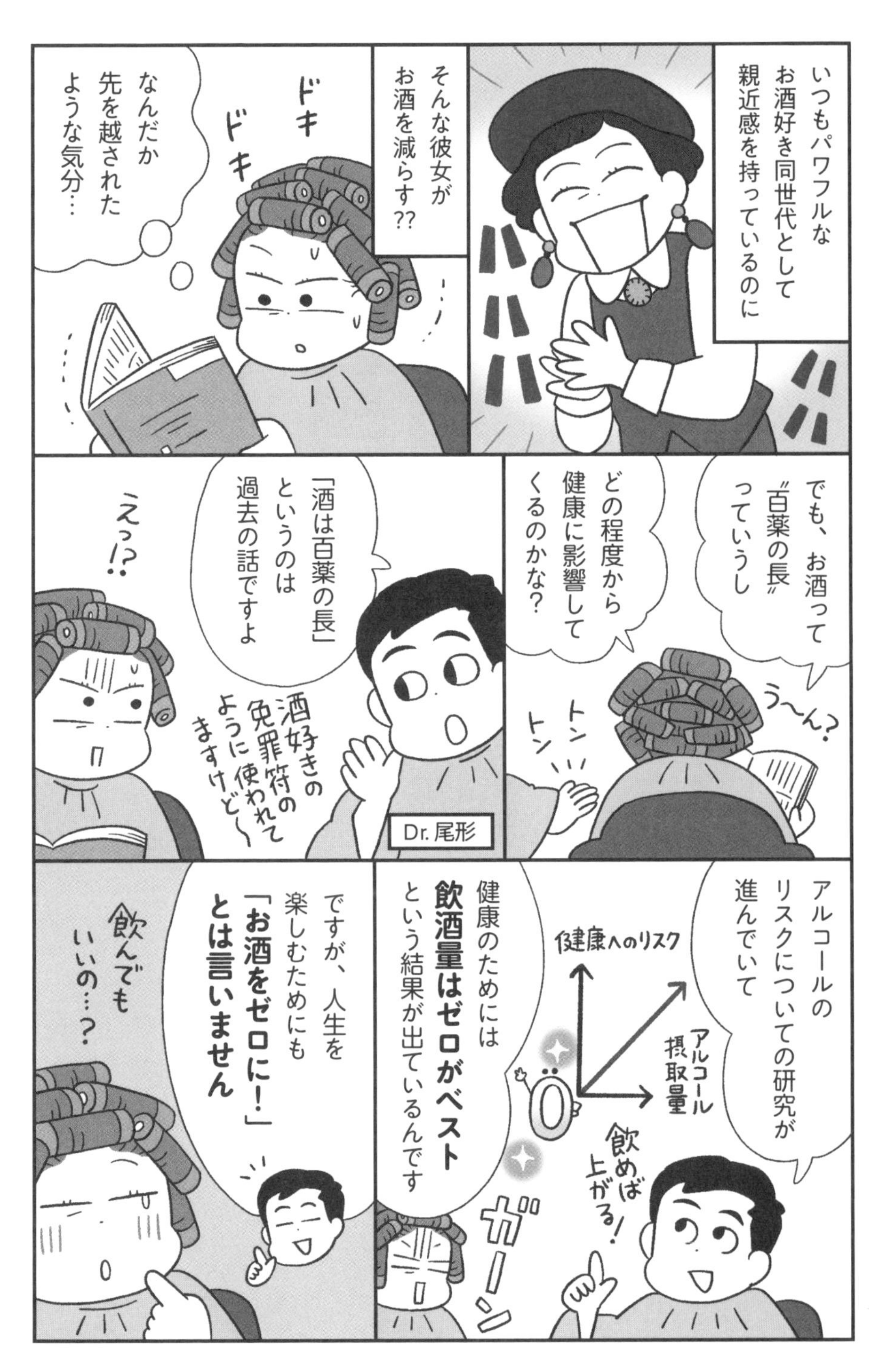

いつもパワフルな
お酒好き同世代として
親近感を持っているのに
そんな彼女が
お酒を減らす??
ドキ
ドキ
なんだか
先を越された
ような気分…
でも、お酒って
〝百薬の長〟
っていうし
どの程度から
健康に影響して
くるのかな？
う〜ん？
トン
トン
「酒は百薬の長」
というのは
過去の話ですよ
酒好きの
免罪符の
ように使われて
ますけど〜
Dr.尾形
えっ!?
アルコールの
リスクについての研究が
進んでいて
健康へのリスク
アルコール
摂取量
飲めば
上がる！
健康のためには
飲酒量はゼロがベスト
という結果が出ているんです
ガーン
ですが、人生を
楽しむためにも
「お酒をゼロに！」
とは言いません
飲んでも
いいの…？

新常識！　健康のための最善策は飲酒量ゼロがベスト

中国古代の史書『漢書』に記載された「酒は百薬の長」という言葉は、酒好きの人の救いになっているかもしれません。

この言葉を裏付けるように、〝まったく飲酒をしない人よりも、少量の飲酒をする人のほうが死亡リスクが低い〟ことが示されたデータがあります（31ページ下図）。このデータは海外の14の研究を解析した研究で、横軸に飲酒量を、縦軸に死亡率をとっていて、グラフの形状がJの字になることから、「Jカーブ効果」と呼ばれることもあります。この研究結果が、長年、少量の飲酒なら体によいと信じられる根拠になってきました。

しかし、2018年に医学雑誌『ランセット』に報告されたアルコールと疾病罹患リスクに関する研究は、これらの主張を完全に否定しました。1990～2016年に発表された、195の国と地域のデータが掲載された約600の論文を集めて分析を行い、〝**健康のためには、飲酒量はゼロがよい**〟と示したのです（31ページ上図）。

この研究結果でも、心疾患については少量の飲酒で発症リスクを抑える効果があるとされましたが、**がんや脳梗塞などの疾患リスクは少量の飲酒でも高まるので、心疾患の予防効果が相殺される**と結論づけています。

病気の予防には飲酒ゼロがベストですが、人生を楽しむために上手にお酒と付き合いたいですね。

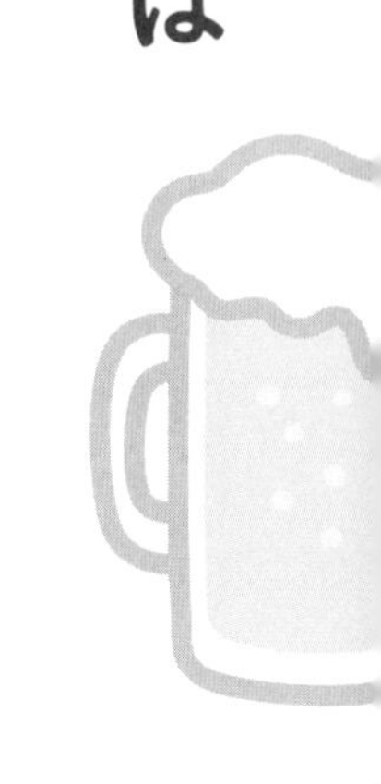

飲酒量とアルコール関連疾患のリスク

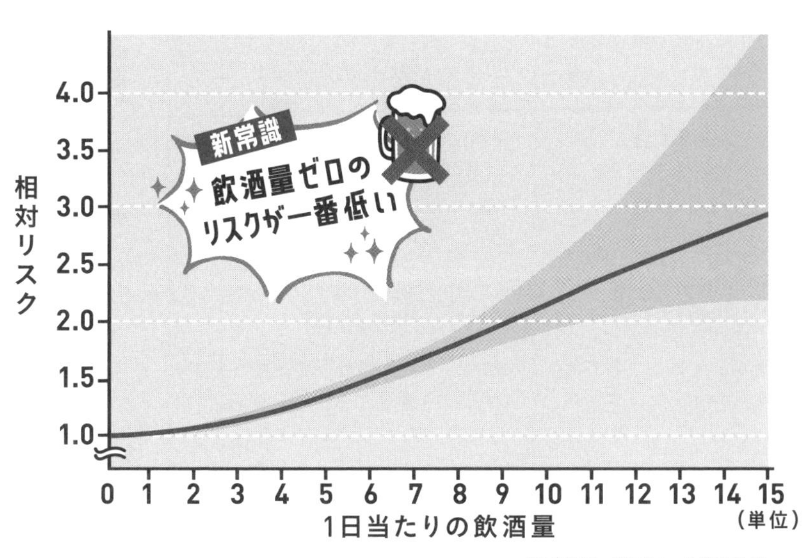

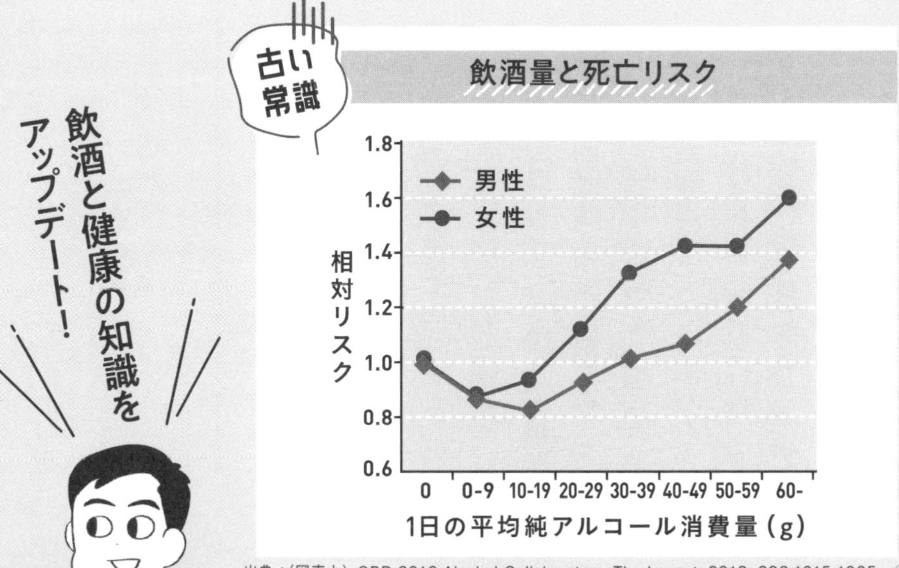

出典：（図表上）GBD 2016 Alcohol Collaborators, The Lancet. 2018; 392:1015-1035. ／
（図表下）Holman CD,et al. Med J Aust. 1996; 164:141-145.

肝臓だけではない！**お酒の飲みすぎ**がリスクになる病気

お酒は円滑なコミュニケーションをもたらしたり、リラックス効果がある一方、慢性的な飲みすぎは健康への悪影響を及ぼします。**肝臓や胃などの消化器のほか、神経、筋肉、循環器など全身のさまざまな臓器にも障害を引き起こす可能性があります。**

アルコールはがんの発症リスクを高める危険因子としても知られています。世界保健機関（WHO）は、アルコールは60種類以上の病気の原因であり、200種以上の病気やけがに関連すると報告しています。

肝臓のほかに注意したい臓器

咽頭

アルコールが肝臓で分解されるときに生じる毒性の高いアセトアルデヒドは、唾液中の細菌によって生じることも。多量の飲酒で、咽頭にアセトアルデヒドが増えるとがんの原因に。

食道

咽頭同様に、唾液中の細菌によって生じたアセトアルデヒドが食道の粘膜をがん化させることがあります。特にお酒を飲んで赤くなる人にリスクが高いので、飲みすぎには注意が必要です。

大腸

飲酒量が増えるにつれて、大腸がんのリスクが高まります。国立がん研究センター発表の「がんのリスク・予防要因　評価一覧」でも、飲酒はリスクとして「確実」と評価しています。

乳房

飲酒をする人のほうが、乳がんの罹患リスクは高くなります。乳がんは女性ホルモンのエストロゲンの刺激が影響しますが、飲酒によってエストロゲンの濃度が上昇すると考えられています。

飲酒でリスクが上がる病気

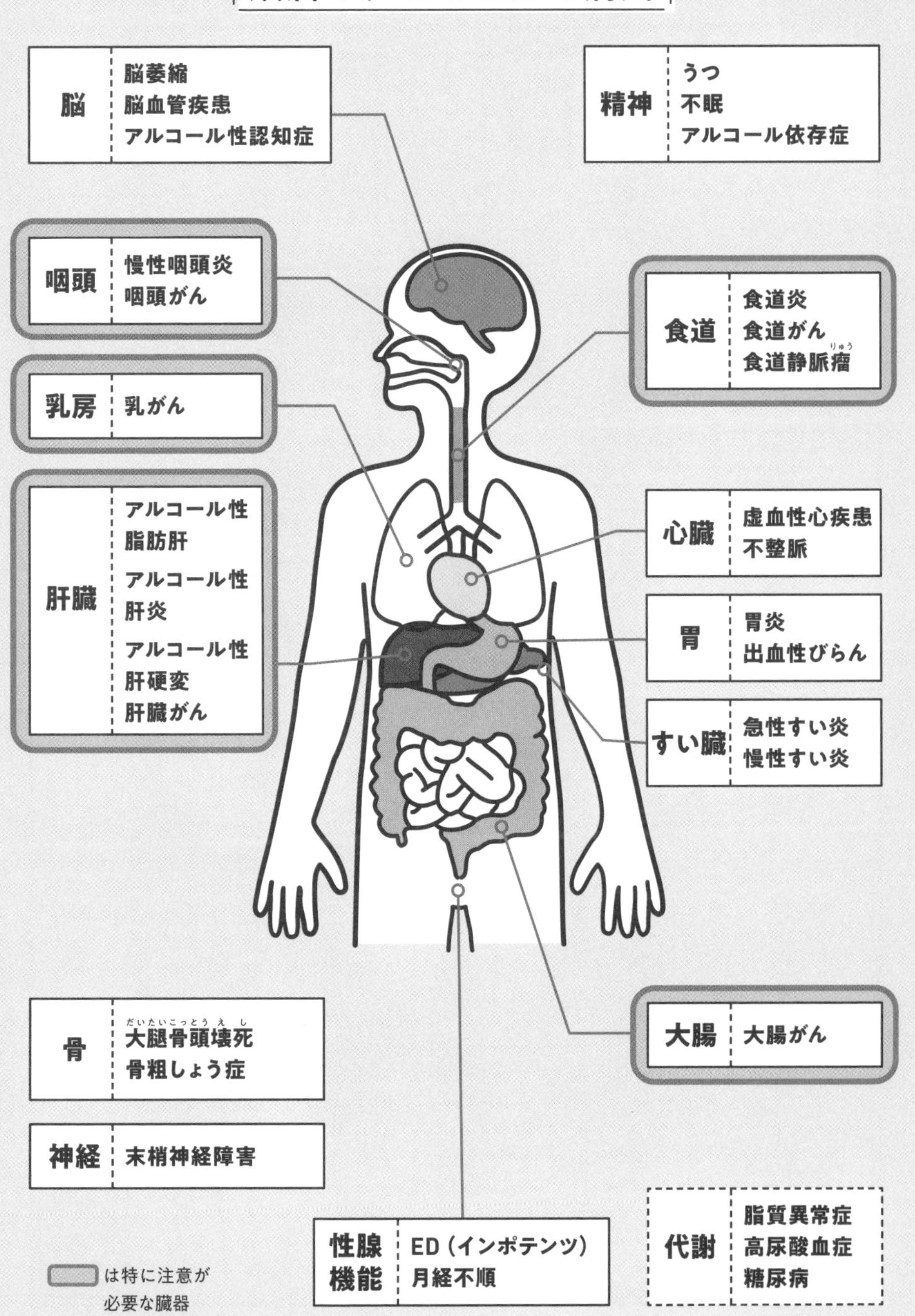

05 ガンマ値が正常なら飲んで大丈夫？

今日は
ポイント5倍DAYだし
これは買い！
ポチッ
注文を確定する
戻る
子どもたちは巣立ち
妻は仕事で外出中
仕事をリタイアした私は
日々ネットサーフィンの
午後を過ごしている
大五郎（65歳）
BEER
買ったのは、いつもの
のビール2ダース
と酎ハイ1ダース
今日もいい
買い物ができた
グビッ
妻にはいつも
怒られるけど…
またこんなに!!
じゃま!!
巷では「ポイ活」と
いうらしいが、
ポイントが5倍もつく日は
ついまとめ買いをしてしまう
5倍で思い出したけれど
現役時代はよく
上司と酒を飲んではガンマ値が
上がったとか言いながら、
肝臓の強さを競い合ったものだ
20年前の
思い出…
ヤバイっす〜
ガンマ値が
60超えて…
まだまだ
甘いな
俺なんて
300近いぞ

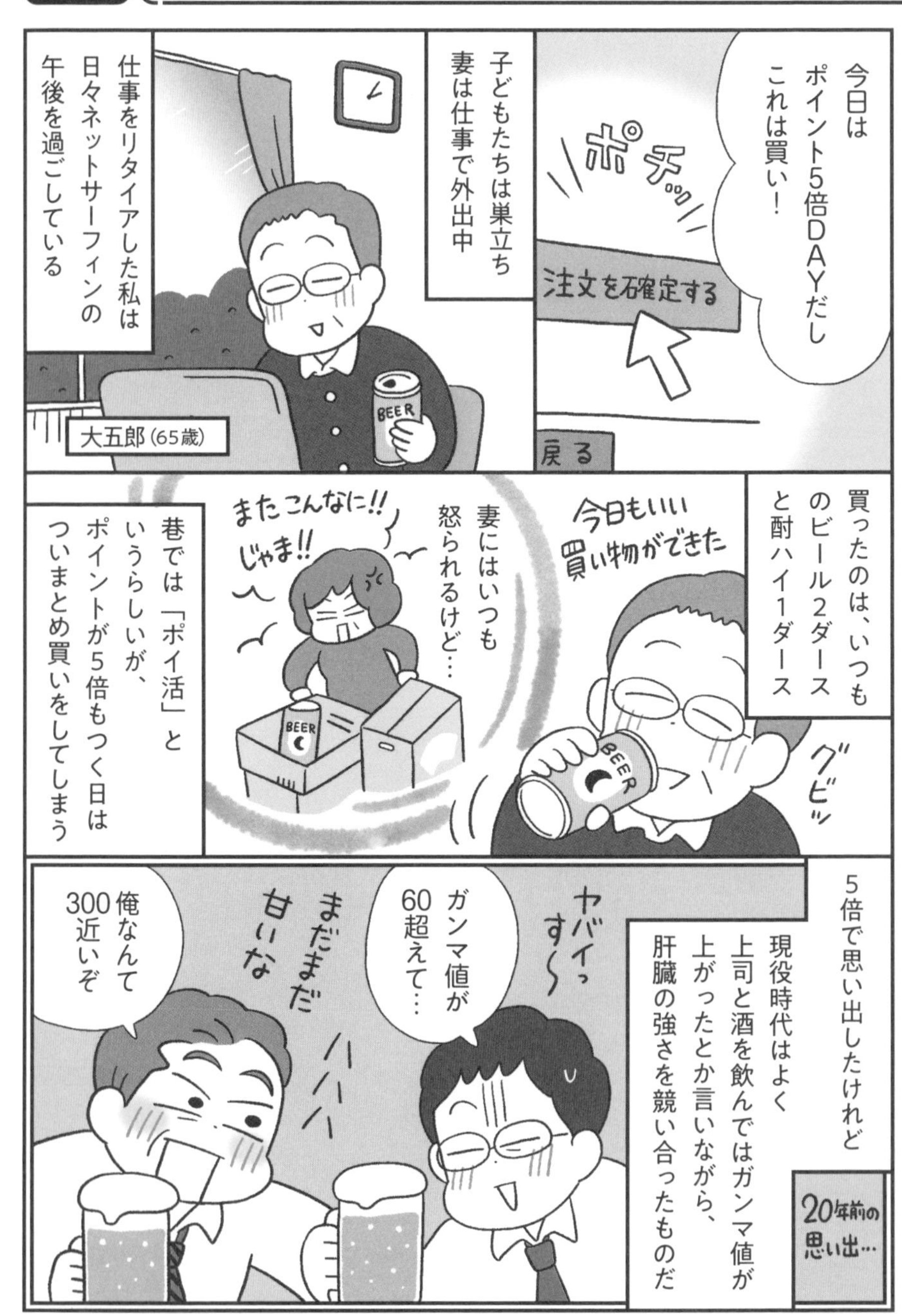

5倍も酒飲んでるんですね〜!(※)
足元にも及ばない数値でした〜
なんて話をしていた頃が懐かしい
そういえば…
E判定＝要精密検査
この前の健康診断で肝機能の項目に「E判定」があったなぁ…
健康診断
BEER
でもASTやALTって数値、なんだろ?
肝機能 E ALT E AST
ぐびっ
BEER
ガンマじゃないし酒を飲んでも平気かな?
ピンポーン
昨日ネットで買ったお取り寄せつまみが来たな
はーい…
肝臓の状態を示す数値はガンマ値といわれる「γ-GTP(ガンマ ジーティーピー)」だけではありませんよ
Dr.尾形
画像検査の必要もあるので、すぐに診察に行きましょう!
ダッ
ええー

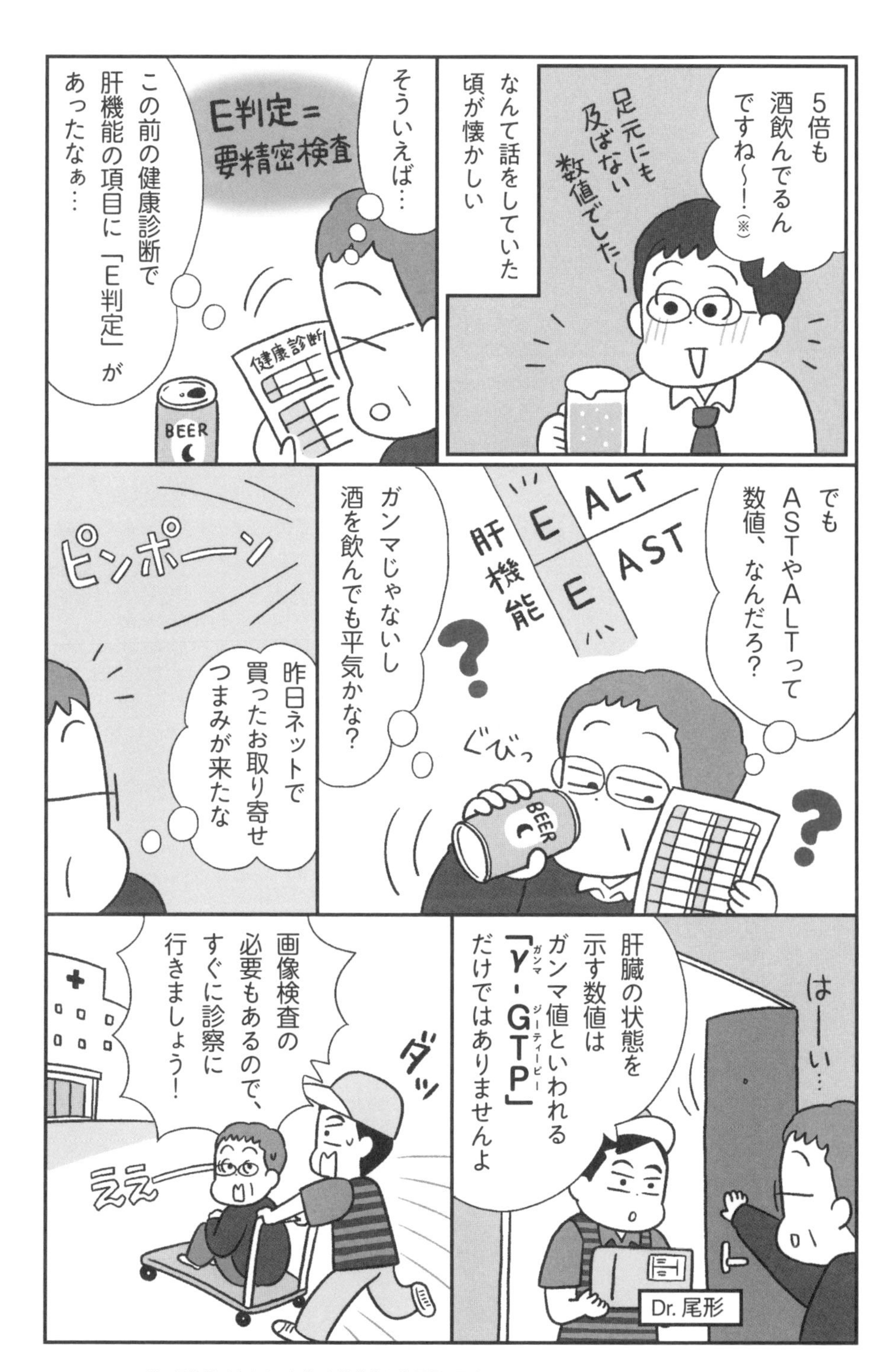

※γ-GTP値は個体差が大きく、必ずしも絶対的な飲酒量を反映しません。

肝臓の健康状態を知る3つの肝機能検査項目

肝臓の健康状態を1つの指標で評価する方法はなく、**健康診断では血液検査によってわかる3つの項目から総合的に判断されます。**

お酒好きな人が、健康診断の結果で一番気にするのが**「γ - GTP」**かもしれません。胆管の細胞に多く含まれる酵素で、肝臓の細胞でタンパク質を分解するほか、解毒作用にも関わっています。胆管がダメージを受けたり、肝臓の細胞でγ - GTPの量が増えると、血液中に流れ出し、数値が上昇します。

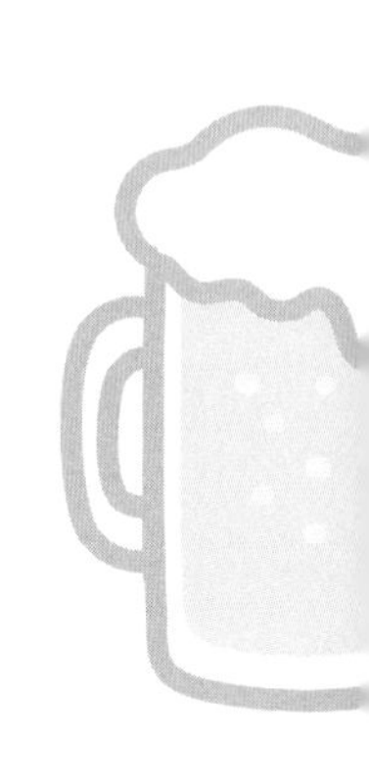

肝機能の数値

肝臓がダメージを受けると血中に増える**3つの酵素**

AST（GOT）
エー エス ティー

基準値 **30U/ℓ以下**

AST（アスパラギン酸アミノトランスフェラーゼ）は、肝細胞だけでなく、筋肉細胞内や赤血球内にも存在し、ALTより絶対量が多い。基準値を超えると、急性あるいは慢性肝炎の可能性が大きい。

ALT（GPT）
エー エル ティー

基準値 **30U/ℓ以下**

ALT（アラニンアミノトランスフェラーゼ）は、おもに肝細胞内に存在するため、ASTより特異的に肝細胞障害を反映する。基準値を超えると、急性あるいは慢性肝炎の可能性が大きい。

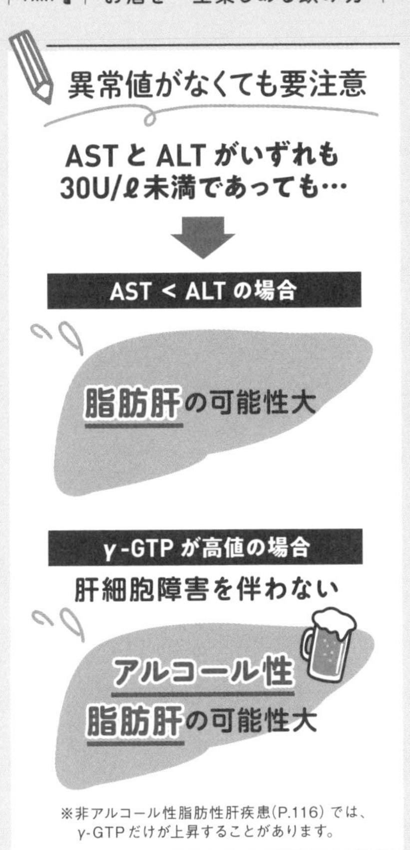

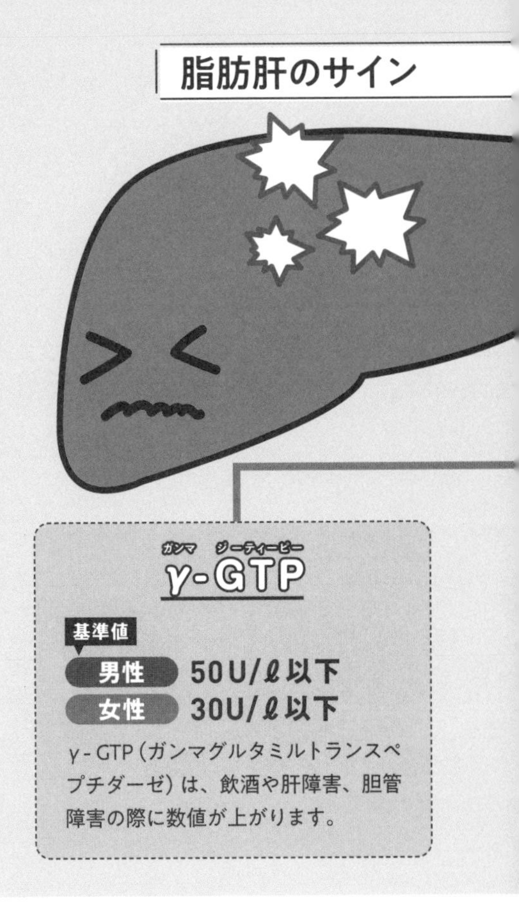

γ-GTPはアルコールに敏感に反応するので、肝臓に障害がなくても飲酒量が多い人は値が高くなります。とはいえ、100を超えるような場合は、脂肪肝や胆道系の病気が隠れている可能性があるので、医療機関を受診するようにしましょう。

それ以外に、「ALT」「AST」の数値にも注目しなくてはいけません。どちらもアミノ酸の代謝に関わる働きをしており、肝臓の細胞が壊れると、血液中に放出されます。

ASTは筋肉や赤血球にも存在しますが、ALTはおもに肝臓に存在しています。そのため、ALTがASTよりも高くなる傾向があれば、肝臓に慢性的な障害が起きている可能性が高いと考えられます。

肝臓の脂肪化を見極めるには**画像検査**が必須

血液検査でわかるのは肝臓がダメージを受けている可能性の有無までで、脂肪肝かどうかの診断はできません。正式な診断には、肝臓の組織を採取する「肝生検」が必要です。ただし入院を伴う検査になり、全症例で行うことは現実的ではありません。

脂肪化の程度を見極めるには、「腹部超音波検査」「腹部CT検査」「MRI検査」などの画像検査を行うのが一般的です。血液検査で要精密検査と判定されたら、肝臓専門医のいる医療機関を必ず受診してください。

脂肪肝を調べる画像検査

腹部超音波（エコー）検査

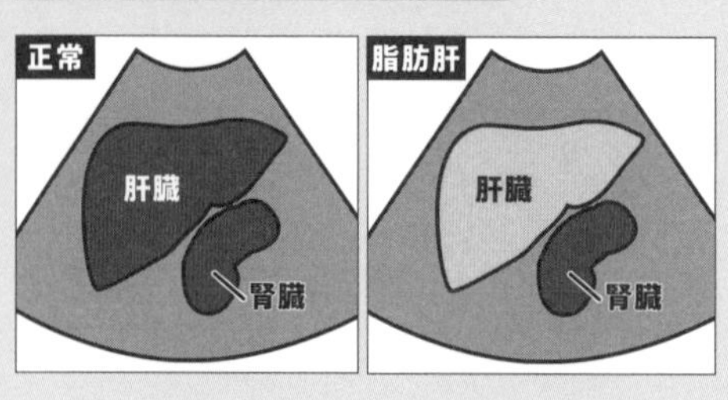

脂肪は超音波の反射源になるので、脂肪肝は正常の肝臓に比べると白く表示されます。なお、脂肪が蓄積しない腎臓は黒いため、このコントラストを利用して、肝臓の脂肪化を確認します。

腹部CT検査

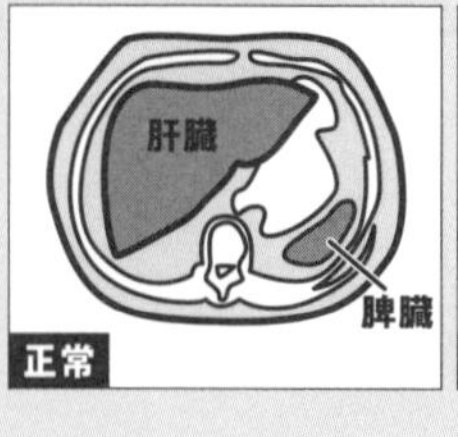

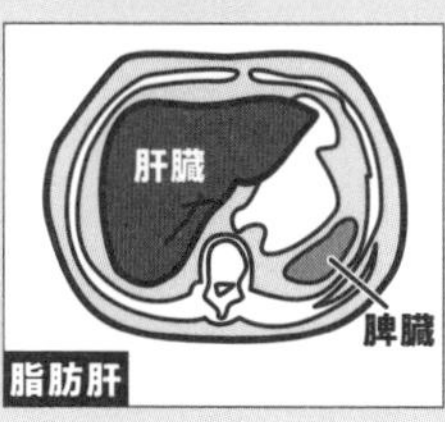

CT画像では肝臓の脂肪化が強いほど黒く表示されます。肝臓と脾臓のCTの画像濃度値の比較で、脾臓のほうが肝臓よりも明るい（白っぽい）場合は、脂肪肝の疑いがあります。

脂肪肝のサインを見逃さないで！

血清フェリチン値・血小板も要チェック

上がったら注意
血清
フェリチン値

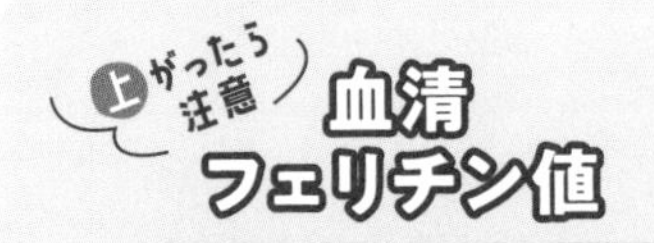

基準値：12 ~ 249.9ng/mℓ

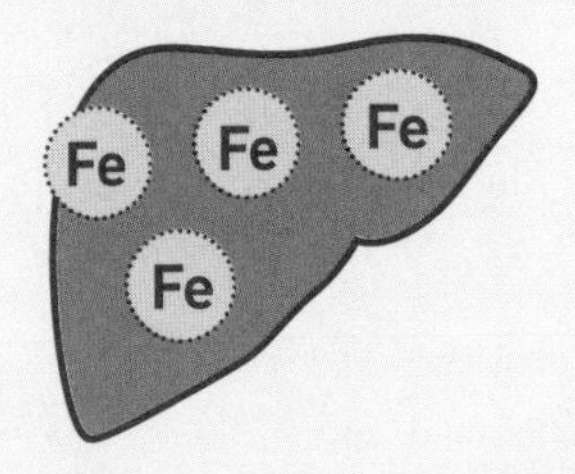

フェリチンは鉄を貯蔵する働きを持つタンパク質で、肝細胞や脾臓、骨髄などに多く分布しています。肝障害がある細胞には特に鉄が過剰に沈着してこの数値も上がります。

下がったら注意
血小板

基準値：14万~ 34万/μℓ

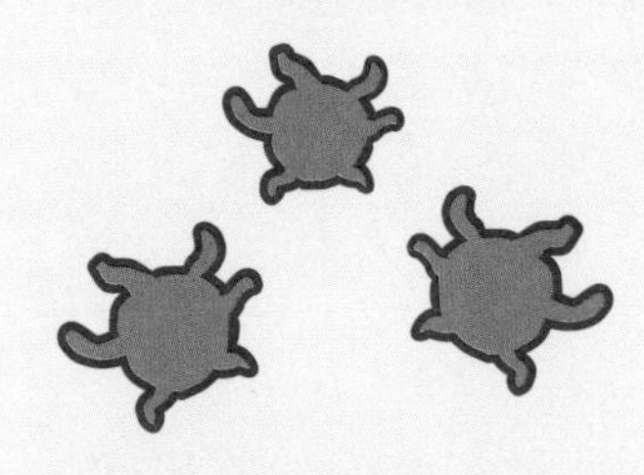

骨髄でつくられる血液成分で、止血の働きがあります。肝臓の線維化が進むと肝臓に流れる血液が減って脾臓への流入が増え、破壊される血小板が増えて数値が下がります。

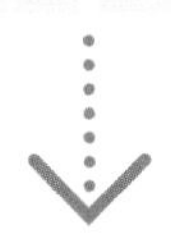

肝機能項目以外でも脂肪肝のサインがわかる

肝機能検査以外で肝障害を知らせるサインとなるのが「血清フェリチン」と「血小板」です。血清フェリチン値は脂肪肝などで肝細胞が壊れていくときの指標として参考になり、基準値より高くなるときは注意が必要です。血小板は骨髄の造血肝細胞でつくられて、脾臓で破壊されますが、肝臓の線維化が進むと脾臓への血液流入が増えて減少します。

06 飲める人はいくら飲んでもいいの？

今日は部署の飲み会──
吉田（54歳）
おつかれー
近藤（34歳）
カンパーイ
坂本（26歳）
これ おいし～♡
近藤さんの おちょこも もらおうか？
じゃあ、少しだけ
すごい飲んでる！
吉田さんは、本当にお酒強いですよね
私は好きで飲んでいるうちに飲めるようになったタイプだけど すぐ顔に出るから…
恥ずかし～…
これでも苦労してるのよ～
赤くならないから 誰も気づかってくれないし
日本酒おかわり──
はーい
坂本くんは、お酒飲みたいって思わないの？
すぐに顔が真っ赤になるし 無理に飲まなくってもイイかなって
飲まないほうがメシもうまいし
おいしいよ～？
ガツ
ガツ

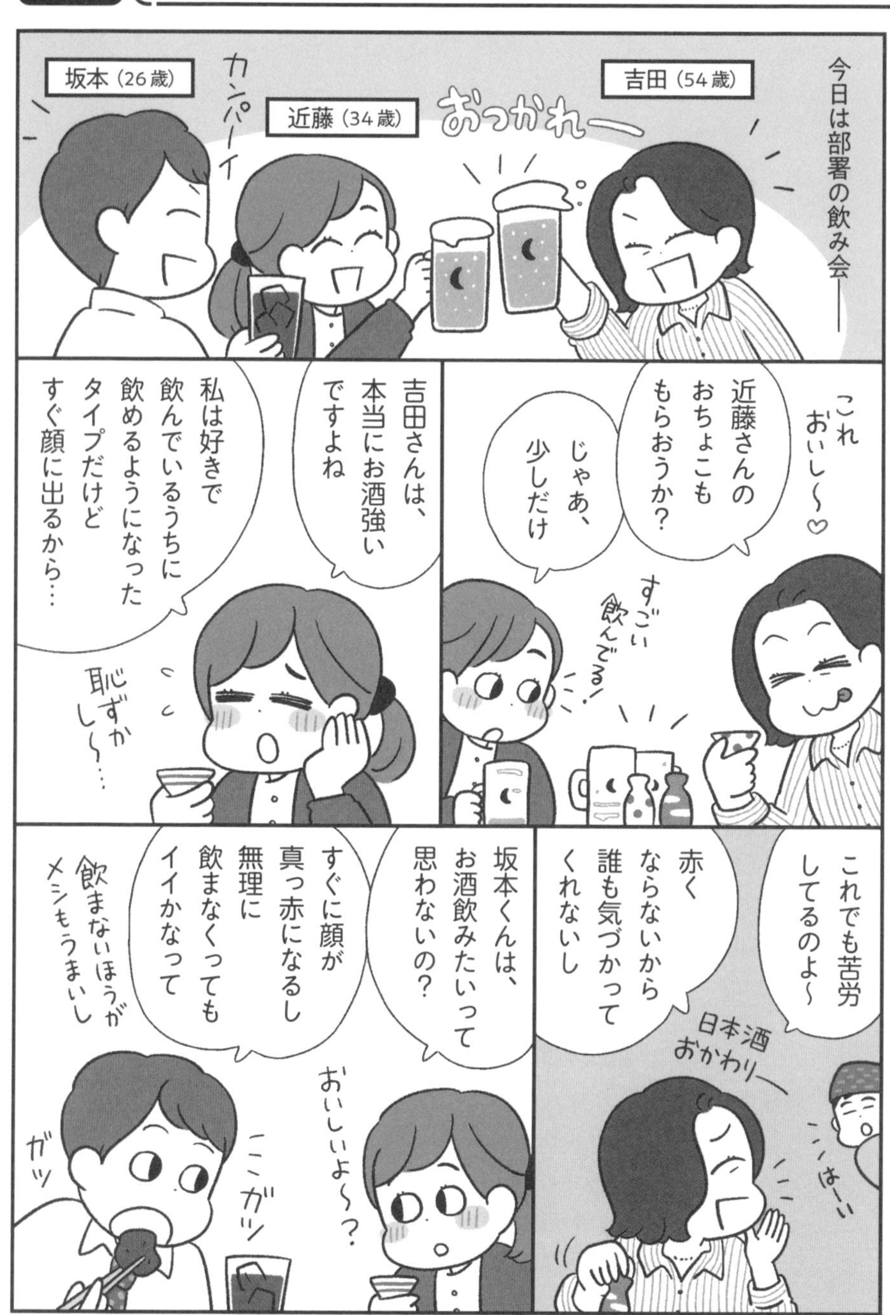

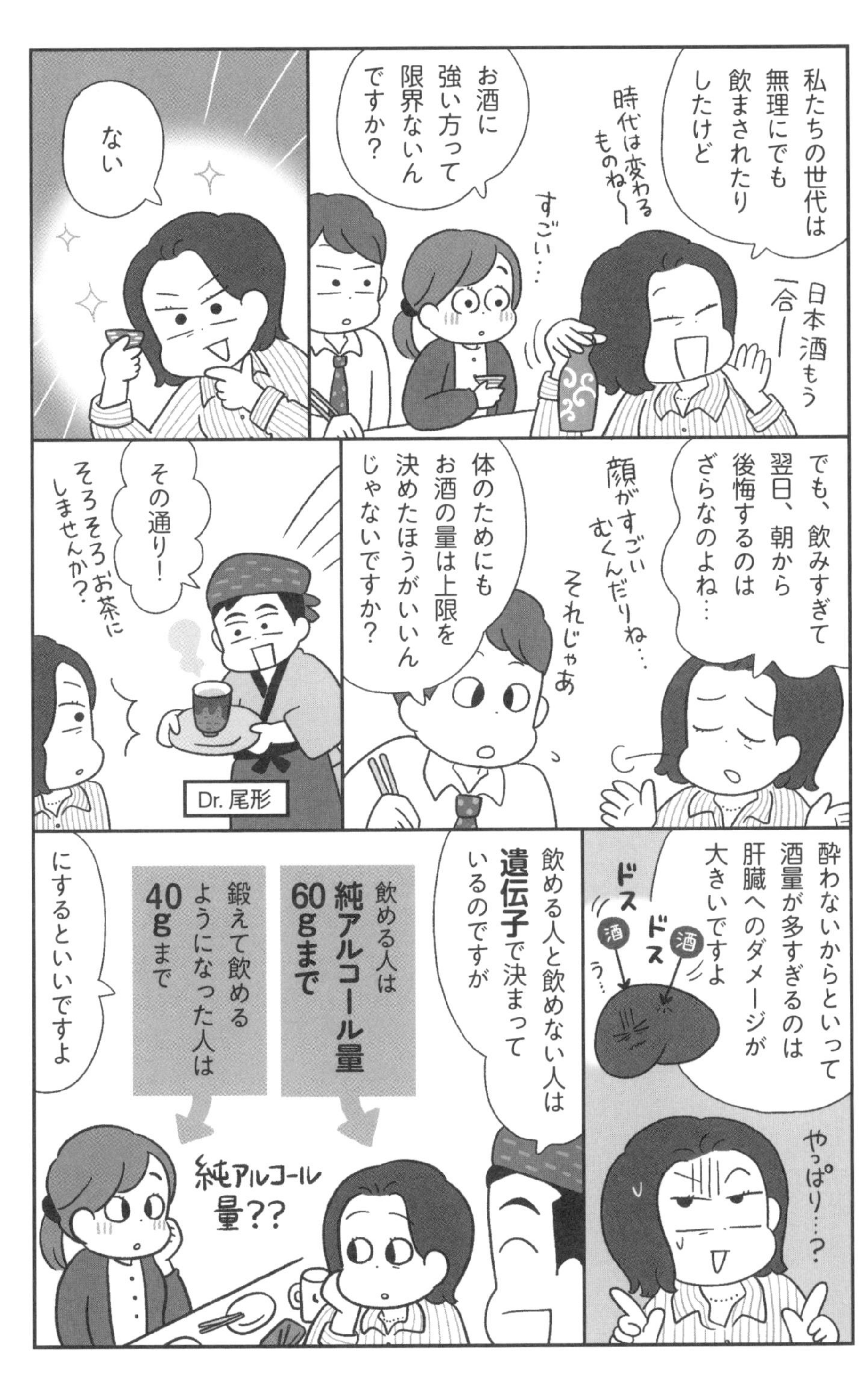
私たちの世代は
無理にでも
飲まされたり
したけど
時代は変わる
ものね〜
日本酒もう
一合ー
すごい…
お酒に
強い方って
限界ないんですか？
ない
でも、飲みすぎて
翌日、朝から
後悔するのは
ざらなのよね…
顔がすごい
むくんだりね…
それじゃあ
体のためにも
お酒の量は上限を
決めたほうがいいんじゃないですか？
その通り！
そろそろお茶に
しませんか？
Dr. 尾形
酔わないからといって
酒量が多すぎるのは
肝臓へのダメージが
大きいですよ
ドス
ドス
酒
酒
う…
やっぱり…？
飲める人と飲めない人は
遺伝子で決まって
いるのですが
飲める人は
純アルコール量
60gまで
鍛えて飲める
ようになった人は
40gまで
にするといいですよ
純アルコール
量??

飲めるか飲めないかは生まれつきの遺伝子で決まっている

アルコールの処理能力には個人差があります。飲んでも赤くならない人、赤くなるけれど飲める人、すぐに赤くなってまったく飲めない人の差は、遺伝子によって決まっています。

両親から遺伝子を1つずつ受け継ぐことによって、飲んでも赤くならない「NN型」、赤くなるけれど飲める「ND型」、まったく飲めない「DD型」の3タイプに分類できます。「N＝飲める」「D＝ダメ」と理解すると、わかりやすいかもしれません。

3タイプの違いは、肝臓内で分解さ

飲酒反応でわかる遺伝子型

まったく飲めない
坂本さんタイプ

赤くなるが飲める
近藤さんタイプ
飲んでも赤くならない
吉田さんタイプ

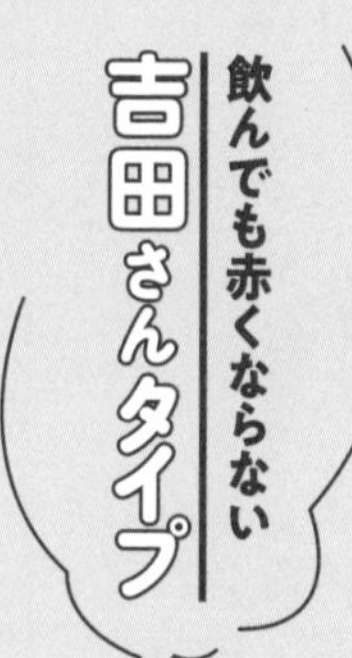

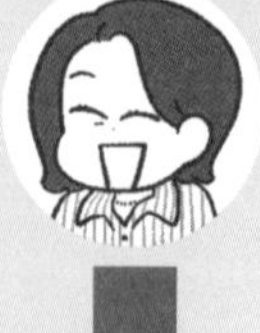

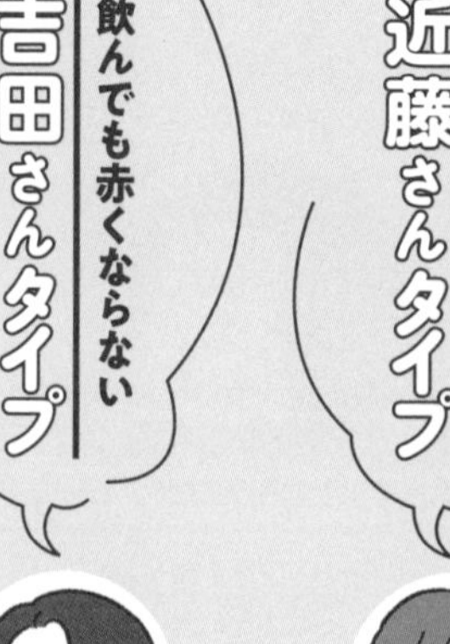

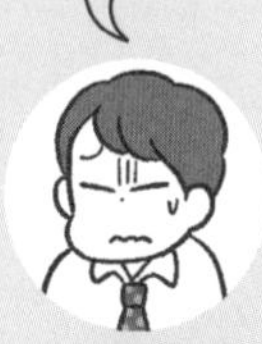

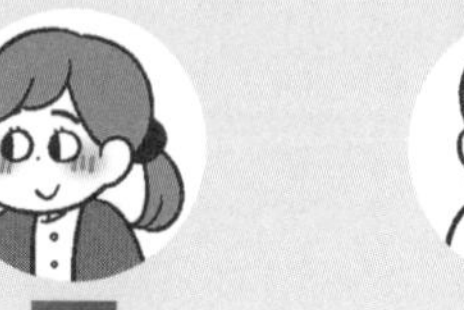

アルコールの分解ができない遺伝子

DD型

分解はできるが時間がかかる遺伝子

ND型

アルコールの分解が早い遺伝子

NN型

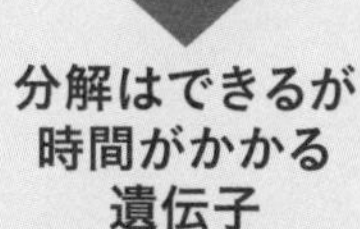

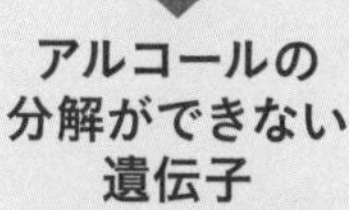

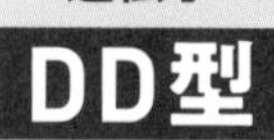

遺伝子型を決める酵素の活性度

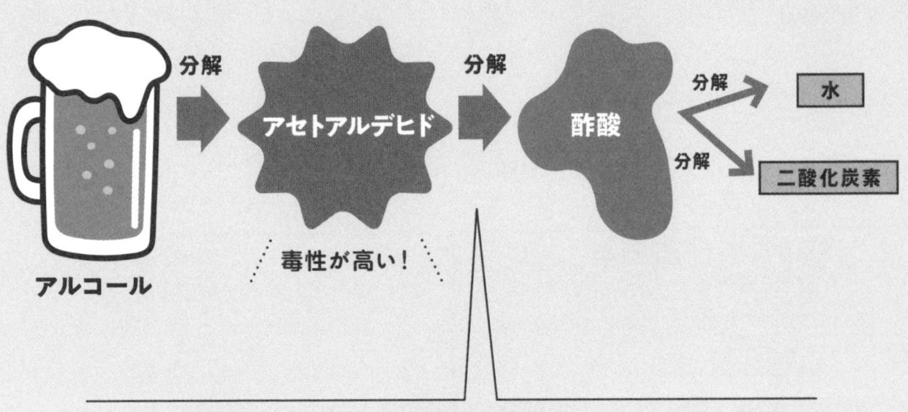

2型アルデヒド脱水素酵素（ALDH2）が

高活性（アセトアルデヒドの分解が強い）	低活性（アセトアルデヒドの分解が弱い）	不活性（アセトアルデヒドの分解ができない）
NN型	ND型	DD型
➡日本人の56%	➡日本人の40%	➡日本人の4%

出典：樋口進 編『アルコール臨床研究のフロントライン』（厚健出版）より作成

れたアセトアルデヒドを代謝する2型アルデヒド脱水素酵素（ALDH2）の活性によって決まります。

ALDH2の活性が高い人が「NN型」で、アセトアルデヒドをスピーディに分解できます。そのため、飲酒をしても赤くなったり、吐き気や頭痛が起こるなどの反応（＝フラッシング反応）がありません。

ALDH2が低活性（高活性の16分の1程度）の人が「ND型」で、フラッシング反応は起こるものの、分解はできるので飲むことはできます。

ALDH2の活性がない人が「DD型」で、まったくお酒を飲めません。自分の遺伝子タイプを知らずに無理に飲んだりすれば、急性アルコール中毒になりかねないので要注意です。

飲めるからこそ危険

アルコール依存症の9割が飲める人

アルコール依存症のなりやすさ

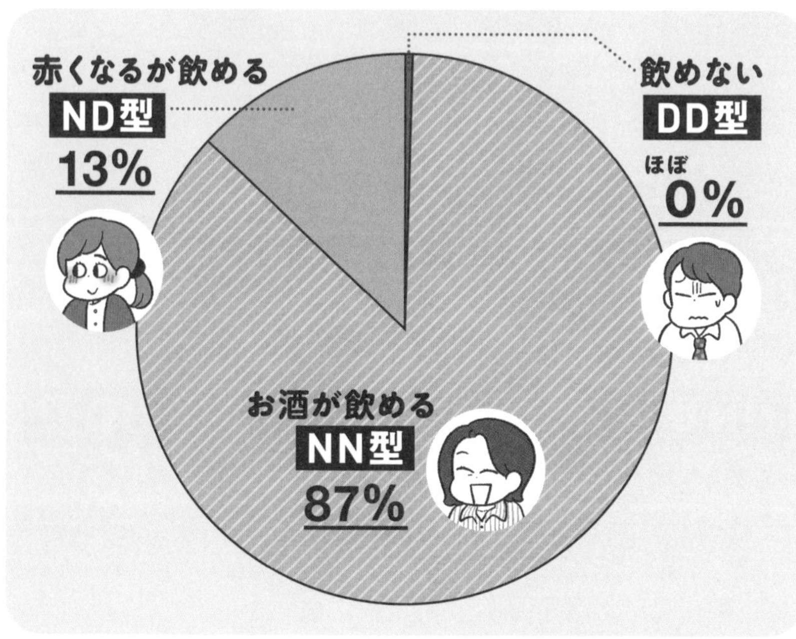

出典：横山 顕著『お酒を飲んで、がんになる人、ならない人』（星和書店）P.136 表8-1より著者改変

「飲めるから大丈夫！」がアルコール依存症の入り口

何かの機会に飲酒をしていた人が、毎日お酒を飲むようになり、次第に飲まずにはいられなくなったり、飲まないと手が震えたりする離脱症状が起こるのが「アルコール依存症」です。アルコール依存症になる人のうち、87%はお酒が飲める「NN型」の遺伝子を持つ人です。自分はお酒に強い、飲める口だと自負し、量や頻度が増えがちなのです。

食道や咽頭の発がんリスクが高い

飲むと赤くなる人はがんになりやすい

がんになりやすいのは飲むと赤くなる人

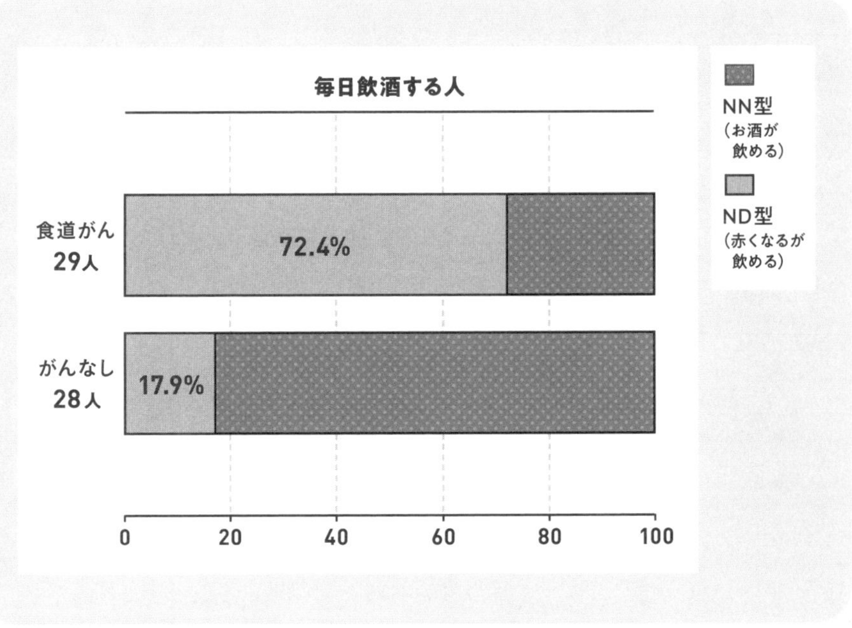

出典：A Yokoyama,et al. Cancer Epidemiol Biomarkers Prev. 1996;5 (2):99-102.

飲むと赤くなる人が多量の飲酒をすると危険

赤くなるけれど飲める人は、アセトアルデヒドの分解が遅く、肝臓だけでなく食道や咽頭がんのリスクも高いことが知られています。上図は食道がん患者のアルコール分解における遺伝子型の割合を示したもので、毎日飲酒をする人のうち、飲める人（NN型）より赤くなるけれど飲める人(ND型)の割合が多いと示されました。

赤くならない人はビールジョッキ3杯まで 赤くなる人は2杯まで

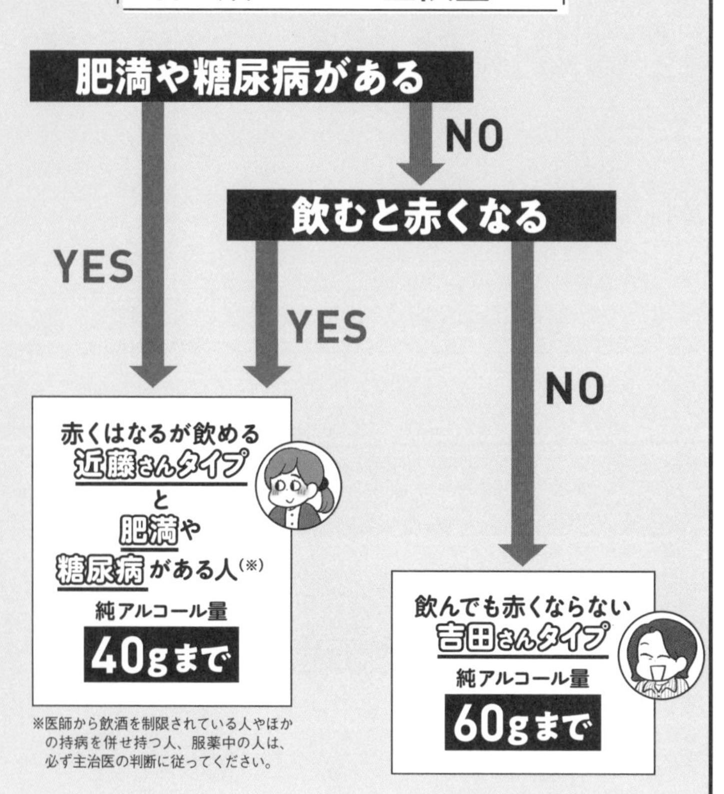

健康のために飲酒量はゼロがベストという結論が出てはいますが(30ページ)、お酒好きな人にとって、今日からお酒を飲んではいけませんと言われても現実はそう簡単ではありません。実際、飲酒によって得られるメリットもあり、いきなりゼロにしてくださいと言うつもりはありません。

ただし、**健康リスクを極力上げない飲み方をするには、1日に飲んでよい上限を設けること**が大切です。

飲んでも赤くならない人は、純アルコール量で60gを上限にしましょう。

純アルコール20g分のお酒の目安

※（　）内の数値はアルコール度数。

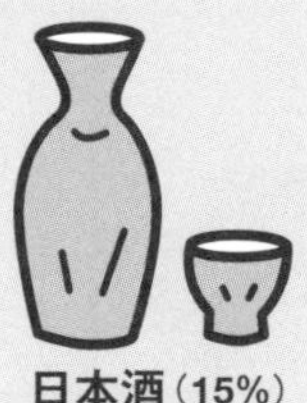

日本酒（15%）
170mℓ

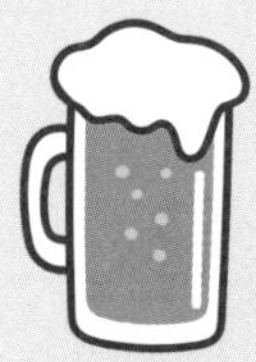

ビール（5%）
500mℓ

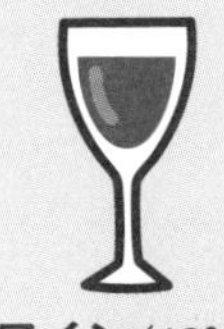

ワイン（12%）
200mℓ

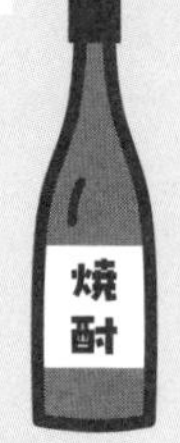

焼酎（25%）
100mℓ

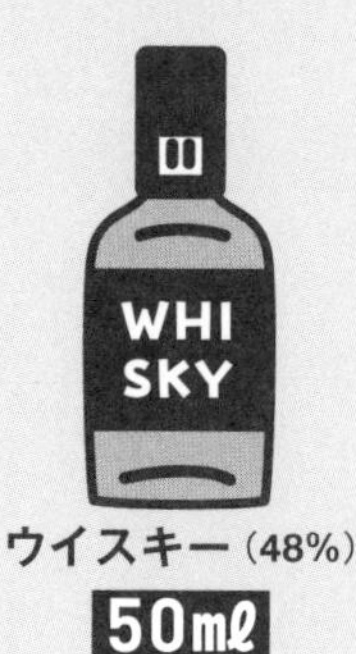

ウイスキー（48%）
50mℓ

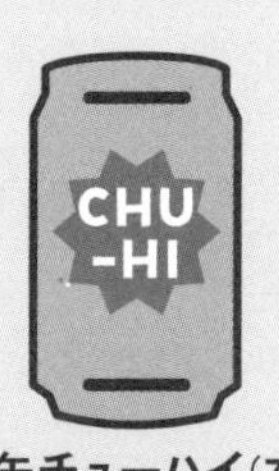

缶チューハイ（7%）
350mℓ

純アルコール量60gなら…

- ビール…………ジョッキ3杯
- 日本酒…………3合
- ワイン………グラス4～5杯
- 缶チューハイ(350mℓ)……3缶
- 焼酎　ロックで……3～4杯

ビールならジョッキ3杯、日本酒なら3合、ワインならグラス4～5杯が目安です。意外と飲める気がしませんか？　**飲むと赤くなるけれどお酒が好きな人の上限は、純アルコール量で40gです。** **飲めるけれど肥満や糖尿病がある人も上限は40g**にしましょう。

勘違いしてほしくないのは、上限を守って毎日飲酒することを推奨しているわけではありません。普段、これ以上の量を飲んでいる人は飲みすぎなので、減らす目安として提示しています。

なお、厚生労働省が「健康日本21」で節度ある飲酒量として明記しているのは、1日平均純アルコール量20gです。これに近づけることが理想ですが、まずはご自身の体質に合わせ、上限を守ることから始めてほしいと思います。

07 やめなきゃ…。でも飲めないってツライ

火曜の朝――
チュン
チュン
すごい量…
ゴミ置き場
もう二度とお酒は飲まない！
きっぱりヤメて健康になる！
貴史（54歳）
先日受け取った健康診断の結果が散々だった…
中性脂肪
肝機能
要再検査
健康診断結果
最近は飲むと記憶が途切れることもあり
チュン
ハッ
昨日は何を…？
ズーーン
翌日には自己嫌悪に陥ることも
酒量は多いほうだという自覚はあるが、忙しさを言い訳に受診はしていない…
不安
だって時間ないんだもん…
不安
金曜の夜――
その代わりに酒断ちを決意してなんとかこの4日間
飲み行こう！
今日は帰ります
まだ4日…
お酒を飲まずにやり過ごしてきた

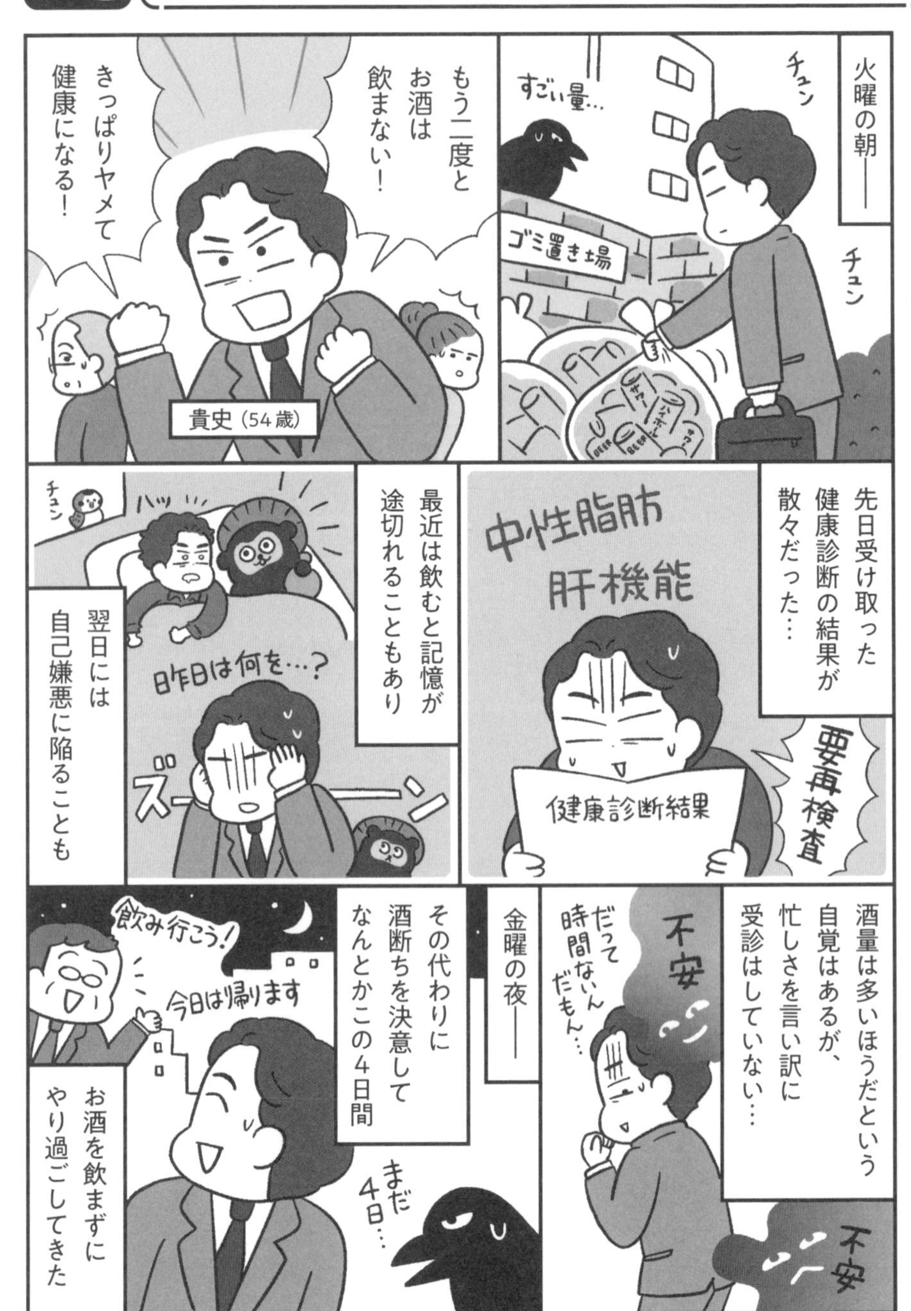

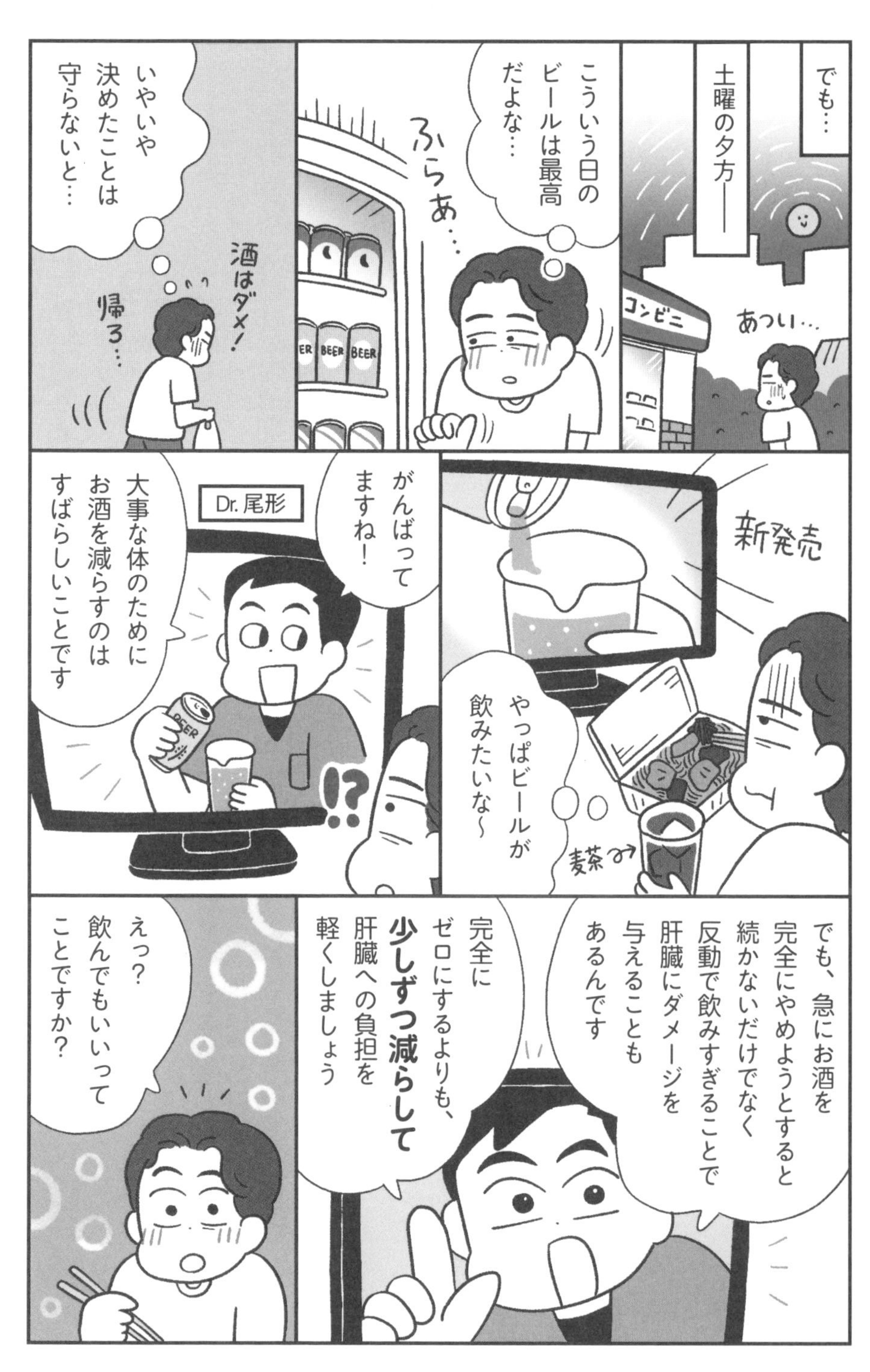
でも…
土曜の夕方――
あつい…
コンビニ
こういう日のビールは最高だよな…
ふらあ…
いやいや決めたことは守らないと…
酒はダメ！
帰ろ…
新発売
やっぱビールが飲みたいな～
麦茶
がんばってますね！
Dr.尾形
大事な体のためにお酒を減らすのはすばらしいことです
!?
でも、急にお酒を完全にやめようとすると続かないだけでなく反動で飲みすぎることで肝臓にダメージを与えることもあるんです
完全にゼロにするよりも、**少しずつ減らして**肝臓への負担を軽くしましょう
えっ？飲んでもいいってことですか？

断酒を目指さなくていい！ ただ、今日から減らそう

脂肪肝、肝臓の数値が悪い、肥満、高血糖、飲みすぎの自覚があるなど、さまざまな理由でお酒を控えようと思い立ったら、まずは「なぜ自分はお酒を控えたいのか」を、メモでよいので必ず書き残してください。明確な目標があることが、継続のためにとても重要だからです。

その上で、どのように実践するかですが、お酒好きな人が「今日から酒を断つ！」と言って、実際にやめられるのは、これまでダイエットに一度も失敗したことがない人だけでしょう。

むしろ、いきなりやめるのは危険です。ある日を境にお酒を1滴も飲まないと決めると、我慢の連続でストレスが積み重なります。それが何かのきっかけでひと口でもお酒を口にすれば、「もういいや！」と多量の飲酒につながりかねません。

何ごとも白か黒かの二者択一ではうまくいかないものです。グレーゾーンを設けながら進みたい方向に近づけていくのが、長続きの秘訣です。

今日から行うのは、飲酒量を減らす「減酒生活」です。1日に純アルコール量で60g（46ページ）以上飲んでいる人は飲みすぎなので、**純アルコール20g分のお酒を減らす**ことが第一歩。ビールジョッキ1杯か日本酒1合分に相当します。それができたらもう少し減らし、少しずつ飲酒量を減らしながら体のよい変化を感じましょう。同時に、**週1回の休肝日を設ける**こともスタートしましょう。

断酒と減酒の違い

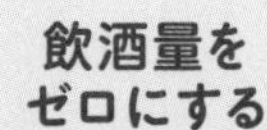

断酒

急に飲酒量をゼロにする

反動で多量の飲酒をする

そもそも無理

飲酒量を減らす

減酒

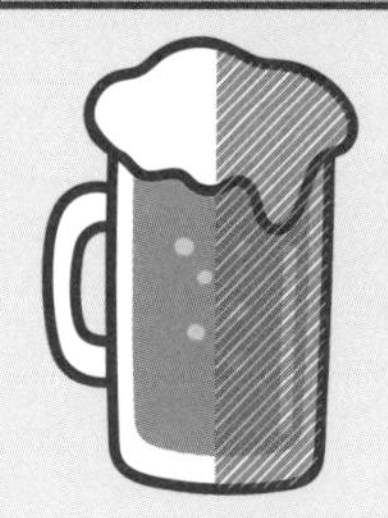

飲酒量を少しずつ減らす

減酒による体のよい変化

減酒生活はここからスタート

☑ 1日で純アルコール量20g分減らす

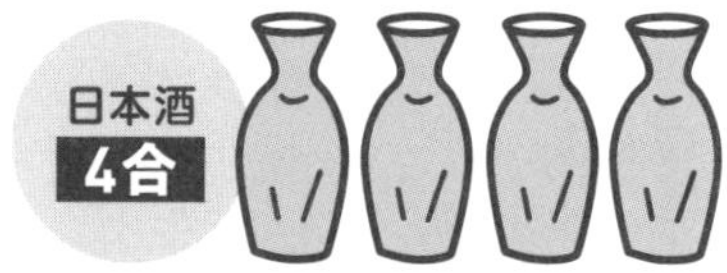

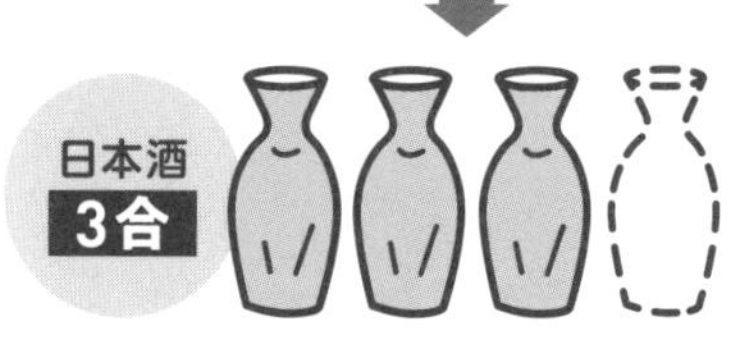

☑ 週1回の休肝日をつくる

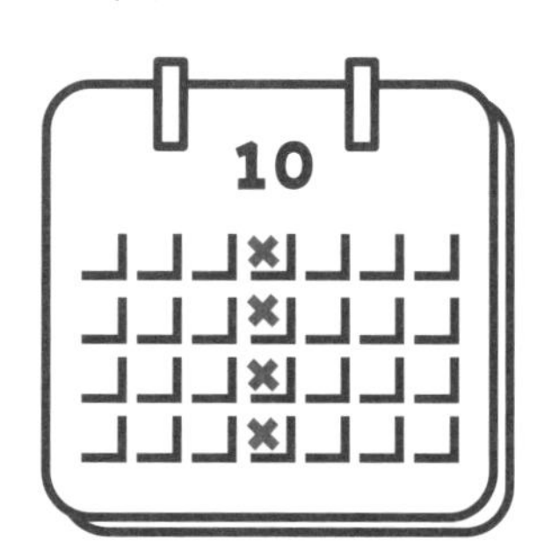

肝臓の数値改善だけじゃない！ お酒を減らすメリット

減酒のメリット

体重が減る

目覚めがよい

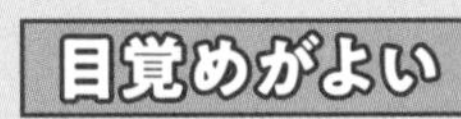

若返り・美肌

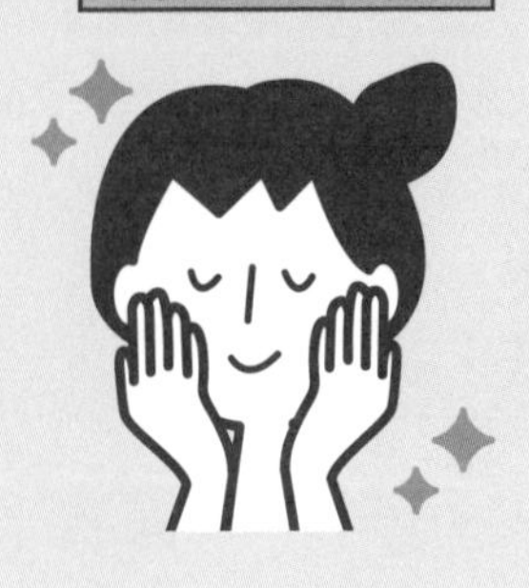

お金が貯まる

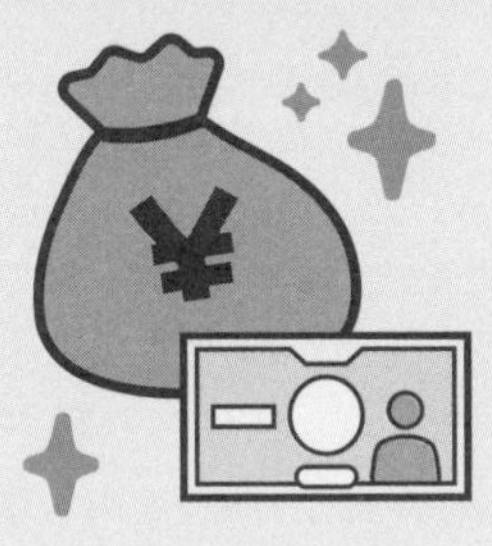

減酒生活はつらいだけではありません。肝臓の数値がよくなることはもちろん、**減量効果**も期待できます。また、減酒をしている人の多くが証言するのが、**目覚めのよさ**です。飲酒で睡眠の質が下がり、目覚めが悪くなることがわかっています（62ページ）。

そのほか、アルコール代謝時に発生する、細胞を老化させる活性酸素を減らせるため、**アンチエイジング効果**も発揮。お肌の新陳代謝もよくなるので、**美肌効果**も期待できます。お酒が減れば、**飲酒代も削減**できますね。

生活習慣病のリスクも下げる

ハームリダクションという考え方

1日当たりの飲酒量と頻度をチェック

純アルコール量

飲酒頻度	20g 未満	20～40g 未満	40～60g 未満	60～100g 未満	100g 以上
毎日					
週5～6日					
週3～4日					
週1～2日					
月1～3日					

生活習慣病のリスクを高める飲酒量

の人は、今すぐ"減酒生活"をスタート

お酒による害を少しでも減らすことからスタート

「減酒」はアルコール依存症の治療現場でも採用されています。ひと昔前までは「断酒」だけが治療の目的にされてきましたが、ひとまずお酒を減らすことで飲酒による害（＝ハーム）を減らす（＝リダクション）というアプローチも重要だと考えられるようになっています。生活習慣病のリスクを減らしつつ、お酒への依存度を下げる有効な方法です。

08 1杯って決めたのに…。気づけば2軒目？

気分を変えて
もう1杯
どうです？
近くにいい店
あるんですよ〜
おっ、いい
ですね〜
営業職なので、
取引先との
会食も仕事のうち…
酒 処
泰典（44歳）
最近の若手を
酒席に付き合わせる
のは難しいが
いまだに
自分たちの世代は
飲むことを
期待されている
あっ
はい——
君は
飲みに
行くだろ？
NO!!
しかし、ついに
この間の健康診断で——
肝機能検査
ひっかかっ
ちゃった…
あちゃ〜
妻です
だからお酒
飲みすぎだって
いつも
言ってるのに！
も〜
体を壊されたら
私も困るんだ
からね！
お酒
控えてよね
すみません…
わかっちゃ
いるんだけどね…
体のことが気になりつつも
酒席を断ることは難しく
最初の
1杯だけに
しよう
酒 処
そう心に決めていたのに

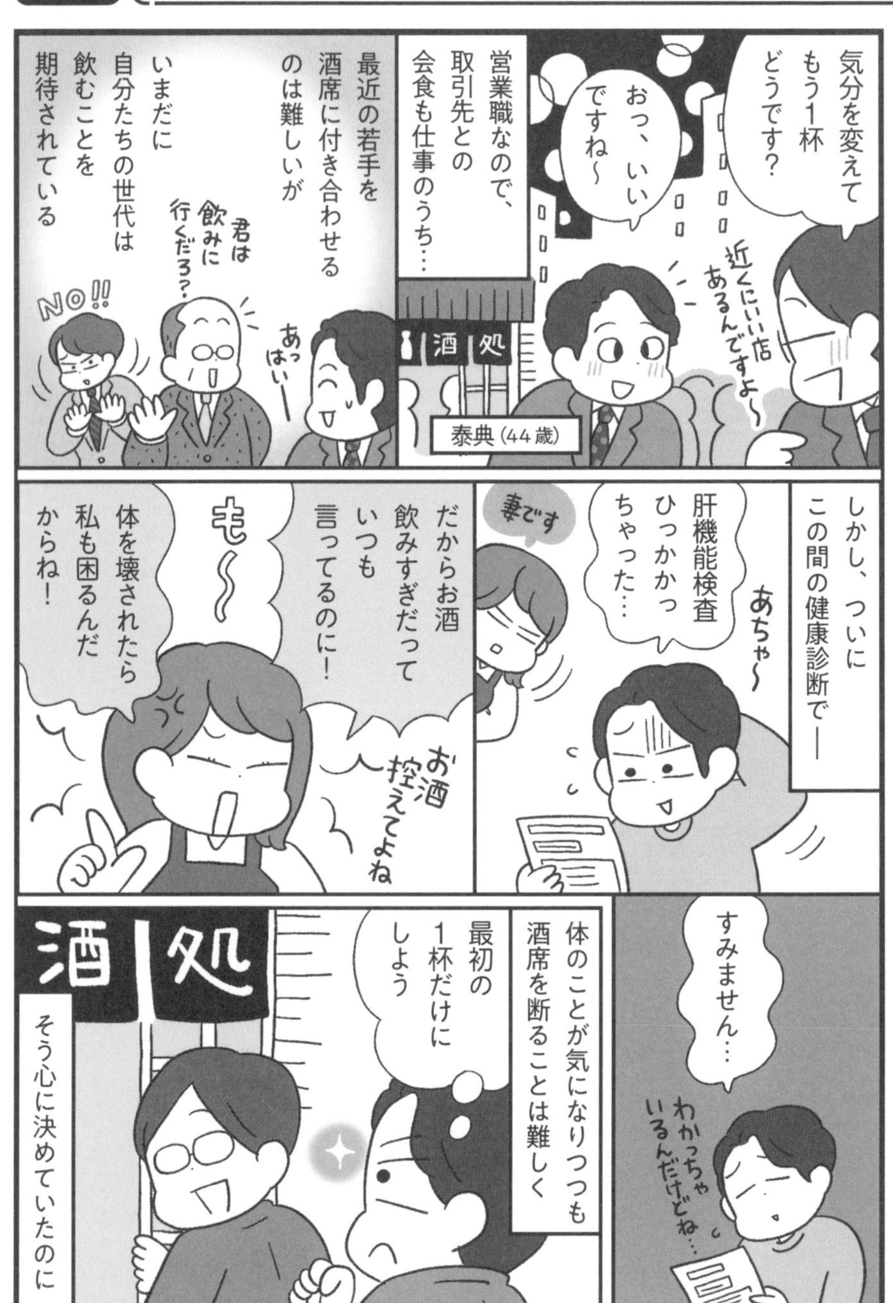

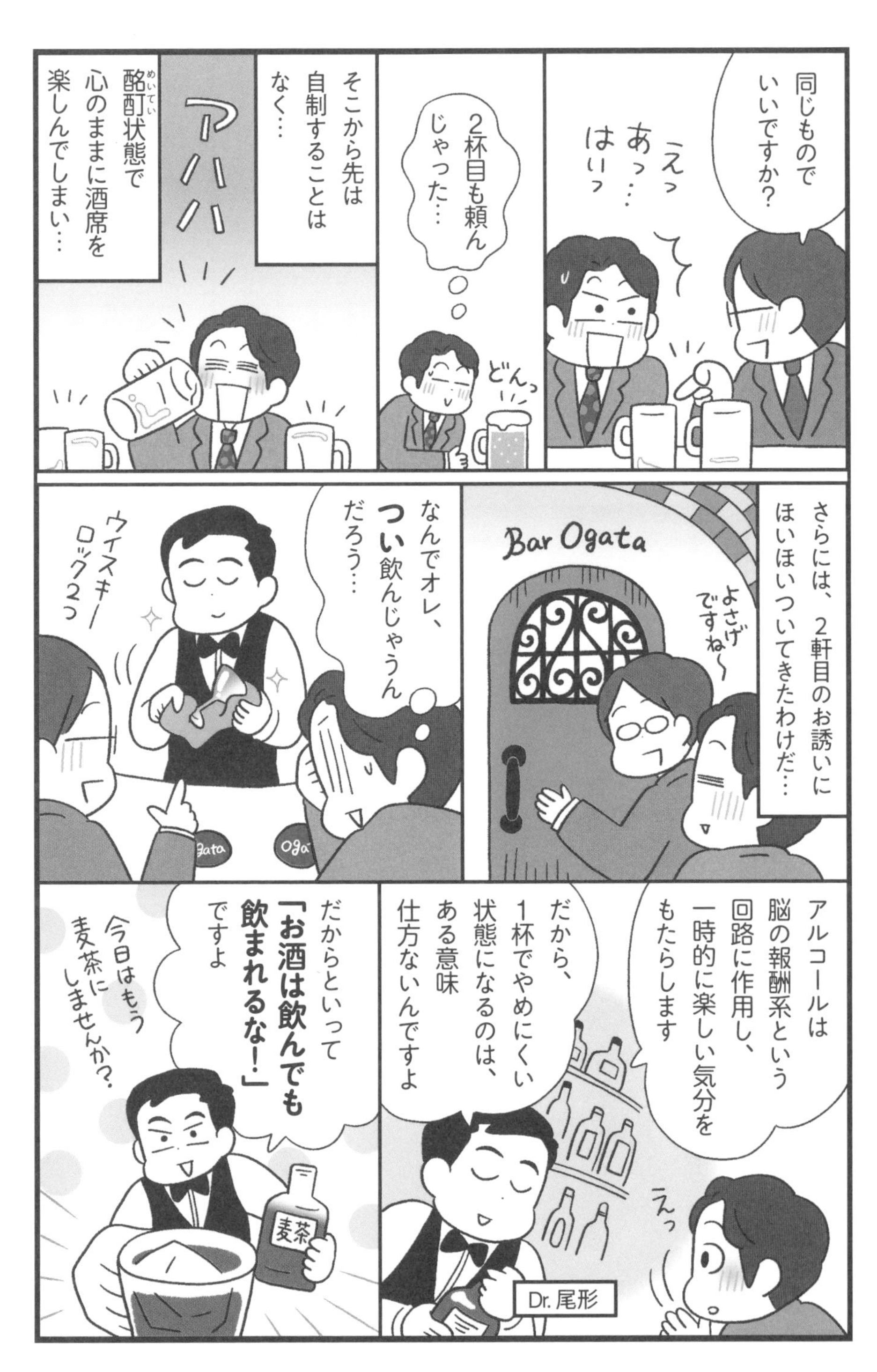
同じものでいいですか？
えっ
あっ…はいっ
2杯目も頼んじゃった…
どんっ
そこから先は自制することはなく…
アハハハ
酩酊状態で心のままに酒席を楽しんでしまい…
さらには、2軒目のお誘いにほいほいついてきたわけだ…
よさげですね～
Bar Ogata
なんでオレ、つい飲んじゃうんだろう…
ウイスキーロック2つ
アルコールは脳の報酬系という回路に作用し、一時的に楽しい気分をもたらします
だから、1杯でやめにくい状態になるのは、ある意味仕方ないんですよ
えっ
Dr.尾形
だからといって「お酒は飲んでも飲まれるな！」ですよ
今日はもう麦茶にしませんか？
麦茶

1杯で終わらないのは お酒が脳を幸せで満たすから

お酒を減らそうとしても、1杯飲んだらその後、コントロールできなくなることはありませんか？　飲んでしまったことを悔やみ、落ち込むこともあるかもしれません。ただ、これは**意志の強さ／弱さではなく、アルコールが脳にとって、幸せというご褒美をくれる存在**だということが根本にあります。

カギを握るのは脳内物質の「ドーパミン」です。ドーパミンは、中枢神経系に存在する神経伝達物質で、元気、やる気、幸せな気分をもたらす快楽物質です。アルコールはドーパミンを放出する脳の報酬系に作用しやすいため、飲酒は幸せにつながると脳に記憶されます。そして、飲酒経験を繰り返すことにより、この記憶はさらに深く脳に刷り込まれていくのです。

こうなると、シラフであっても「今日は飲むぞ！」と思っただけで、反射的にドーパミンが放出されるようになるのです。今日は1杯でやめると心に誓ったところで、あっさりその壁を超えてしまうのは、こうした理由があります。

事実、アルコールの報酬は脳にとって魅力的なもので、高い依存性からも裏付けられます。実験動物による研究では、**アルコールの依存性の高さは、違法薬物であるモルヒネ、アンフェタミン（覚醒剤）、コカインに匹敵**します。だから、脳をだましながら、少しずつ減らす工夫が必要なのです。

飲酒は脳内の快楽物質を増やす

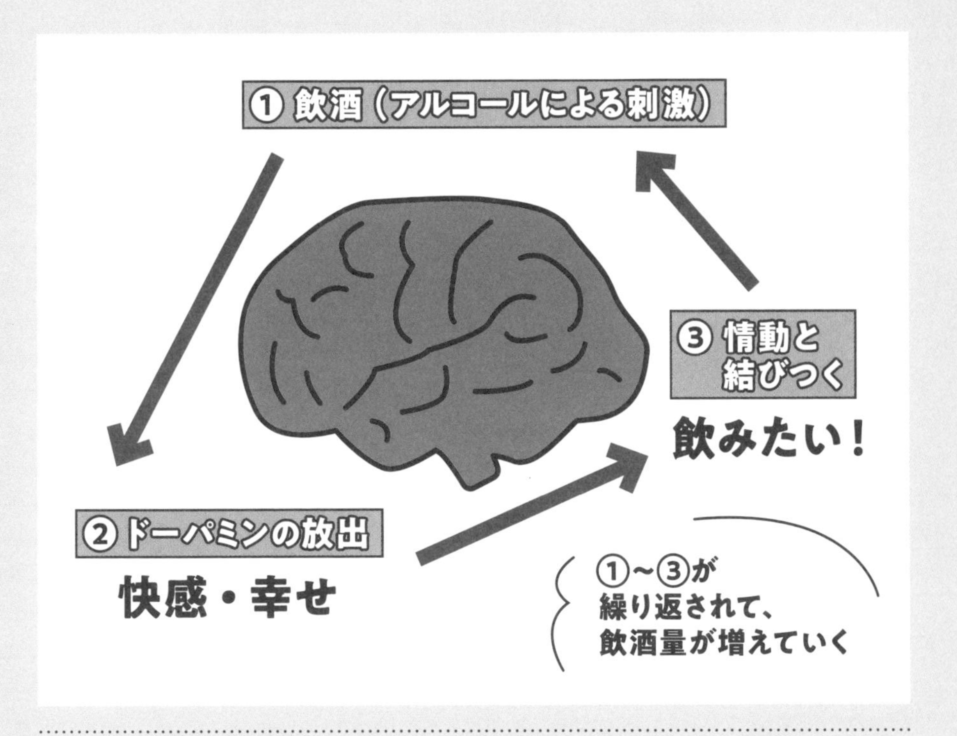

お酒の依存性は違法薬物並み

	薬物名	実験動物がその成分を得られるまでレバーを押す回数
合法	生理食塩水	0回
	ニコチン	800〜1600回
	ジアゼパム（抗不安薬）	950〜3200回
	アルコール	1600〜6400回
違法	モルヒネ	1600〜6400回
	アンフェタミン（覚醒剤）	2690〜4530回
	コカイン	6400〜12800回

出典：柳田知司ほか．喫煙科学研究財団研究年報．1991:431-435.

＼脳神経が麻痺する／

酔うってどういうこと？

アルコール血中濃度と酔いの状態

	血中アルコール濃度	飲酒量の目安	酔いの状態
爽快期	0.02～0.04%	[ビール中瓶] ～1本 [日本酒] ～1合	*皮膚が赤くなる *陽気になる *判断力が少し鈍る
ほろ酔い期	0.05～0.10%	[ビール中瓶] 1～2本 [日本酒] 1～2合	*ほろ酔い気分になる *手の動きが活発になる *理性が失われる
酩酊（めいてい）初期	0.11～0.15%	[ビール中瓶] 3本 [日本酒] 3合	*気が大きくなる *怒りっぽくなる *立てばふらつく
酩酊期	0.16～0.30%	[ビール中瓶] 4～6本 [日本酒] 4～6合	*千鳥足になる *何度も同じことをしゃべる *吐き気・嘔吐が起こる
泥酔（でいすい）期	0.31～0.40%	[ビール中瓶] 7～10本 [日本酒] 7合～1升	*まともに立てない *意識がはっきりしない *発言がおかしい
昏睡（こんすい）期	0.41～0.50%	[ビール中瓶] 10本超 [日本酒] 1升超	*ゆすっても起きない *呼吸抑制 *死亡

※飲酒量の目安は、単体の酒類の量であり、合計量ではありません。
出典：（公社）アルコール健康医学協会「お酒と健康 飲酒の基礎知識」より作成

気が大きくなるのは合理的な思考が働かなくなるから

お酒を飲むと気分がよくなったり、フラフラしたりと、“酔った”状態になります。酔いにもレベルがありますが、アルコールは合理的な思考を司る大脳新皮質の働きを抑制します。普段言わないようなことを口にしたり、気が大きくなったりするのはそのためです。血中アルコール濃度が上がるにつれて脳への影響は大きく、感覚は鈍くなっていきます。

＼ 飲酒運転はもってのほか ／

お酒が体から抜ける時間

飲酒量と代謝・分解時間の目安

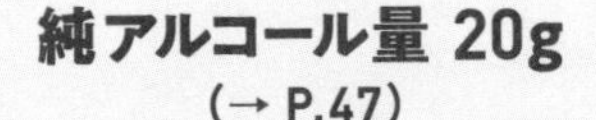

（→ P.47）

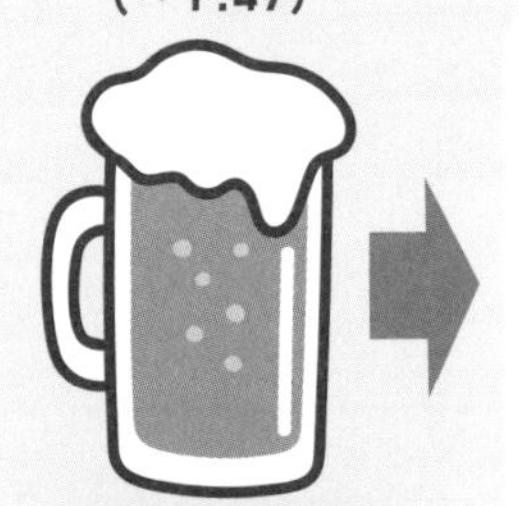

ビール（5％）
500mℓ

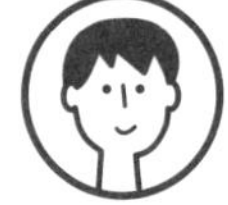

男性 約3時間

女性 約4時間

※体重は男性 70kg／女性 55kgで計算。

例えば
ビール中ジョッキ2杯＋日本酒1合⇒純アルコール量60g

男性9時間　女性12時間

※睡眠中はアルコールの代謝・分解が遅いので、これ以上かかることも。

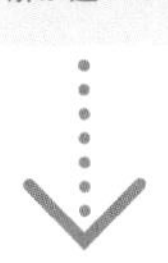

1〜2時間仮眠をとっても お酒は体から抜けない

飲酒運転がいけないのは当然ですが、仮眠をとっても「酒気帯び運転」にならないわけではありません。飲酒運転の基準は、呼気1ℓ中に0.15mg以上のアルコールを検知した場合が該当します。通常、1時間で分解できる純アルコール量（g）は体重（kg）× 0.1ほど。純アルコール量20gを分解するには、男性で3時間、女性で4時間ほどかかるのです。

09 眠れないことからお酒にハマり…

最近は
ウイスキーの水割りまで
缶で売っていて
便利よね…
水割
里美（48歳）
3〜4年前、
子どもが中学生になって
反抗期を迎えた頃から
だったと記憶している
妙に夜に目が冴えて
眠れなくなってきた
プシッ
夫のいびきも日に日に
大きく感じるようになり
また…
ぐがが
んごー
があ
フゴッ
寝付きがさらに
悪くなっていった
眠れないことで
不安を感じて、
ウイスキーの水割りを
口にしたとたん
スッと
気がラクに
なったんです
お酒を飲んだことで
眠れると安心感が増して、
スムーズに眠れる日も
whisky

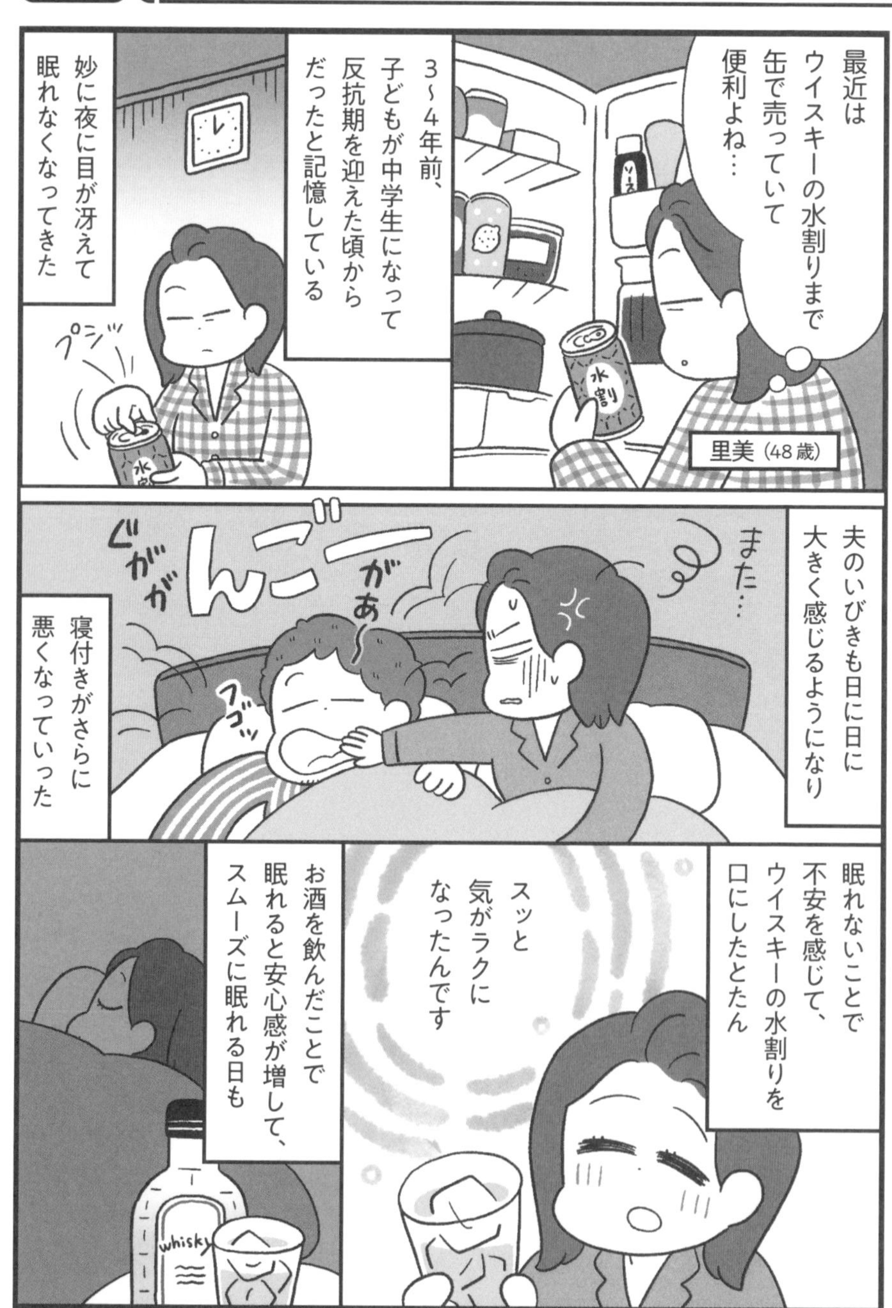

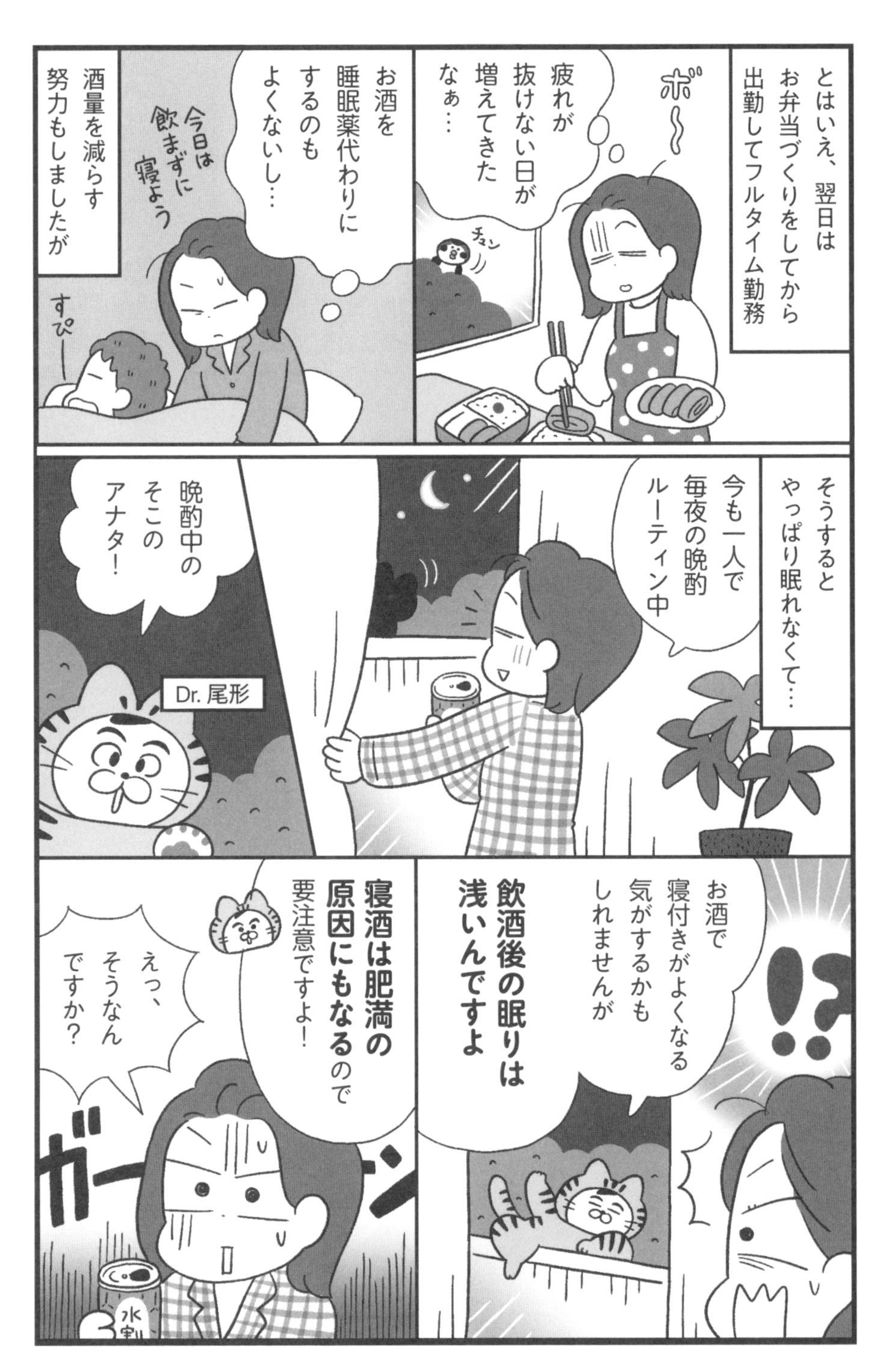

とはいえ、翌日はお弁当づくりをしてから出勤してフルタイム勤務
ボ〜
疲れが抜けない日が増えてきたなぁ…
チュン
お酒を睡眠薬代わりにするのもよくないし…
今日は飲まずに寝よう
酒量を減らす努力もしましたが
すぴー
そうするとやっぱり眠れなくて…
今も一人で毎夜の晩酌ルーティン中
晩酌中のそこのアナタ！
Dr. 尾形
!?
お酒で寝付きがよくなる気がするかもしれませんが
飲酒後の眠りは浅いんですよ
寝酒は肥満の原因にもなるので要注意ですよ！
えっ、そうなんですか？
ガーン

寝酒では深く眠れない！飲酒量も増える悪循環

「寝酒」という言葉が一般化しているように、睡眠とお酒が深く結びついた生活を送る方がいます。しかし、**寝酒の習慣に陥ると、睡眠の質が低下**してしまいます。

アルコールには鎮静効果があり、就床から入眠までの時間が短くなります。この作用で眠れるように感じるのですが、睡眠後半ではむしろ眠りが浅くなります。お酒の利尿作用でトイレに行きたくなって、目覚めることも。

寝酒が習慣になると耐性がついて、飲酒量が増える原因にもなります。

寝酒と不眠の悪循環

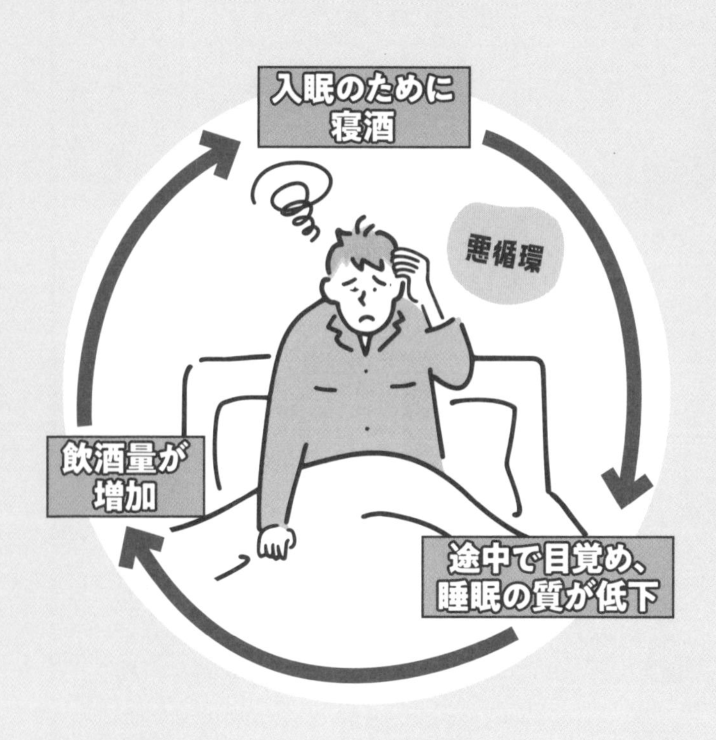

睡眠時と起床時のアルコール分解比較

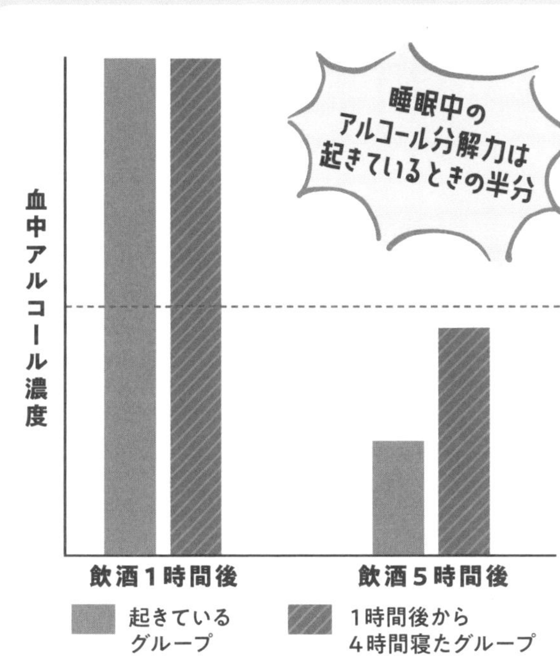

出典：松本博志．日本アルコール・薬物医学会雑誌．2011; 第46巻:146-156.

睡眠中のアルコール分解は覚醒時より遅い だから、脂肪も蓄積しやすい

睡眠中は、アルコールの分解も遅くなります。肝臓では脂肪よりもアルコールの分解を優先する（25ページ）ため、**体内にアルコールが残っていると脂肪がエネルギーに変わらずに、蓄積されやすくなるから**です。

飲酒後に起きているグループと、1時間後から4時間眠ったグループに分け、血中アルコール濃度を調べた研究があります。すると、眠ったグループは、起きていたグループの約2倍のアルコールが体内に残っていたと報告されています（上図）。

不眠もお酒にハマりやすいのも真面目さゆえ

お酒にハマりやすいタイプ

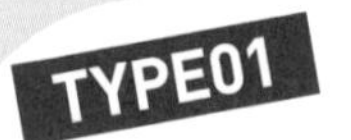

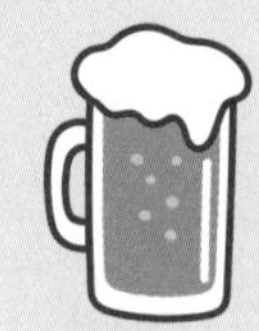

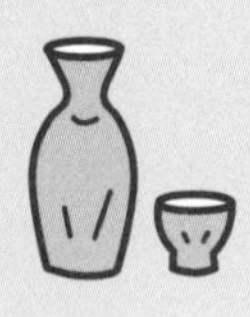

TYPE01

真面目ながんばり屋さん

TYPE02

ガンコで完璧主義な人

TYPE03

のめり込みやすい人

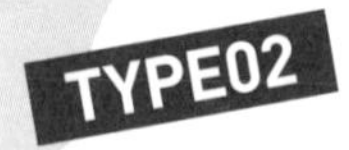

眠れない人と、お酒にハマる人には、共通点があると思っています。お酒にハマるのはルーズな人と思われがちですが、逆のことも多いです。**真面目ながんばり屋さんほど心身が疲れやすく、疲れているのに眠れず、お酒に頼りやすくなる**ようです。いい人や優等生タイプの人も、気疲れしやすいといえます。

そのほか、かたくなで完璧主義な人やのめり込みやすい人も要注意。とはいえ、ストレスが多く疲れていると、誰でも陥る可能性があるのです。

災害の多さが関係？

日本人は"不安遺伝子"の持ち主が多い

不安遺伝子の所持率比較

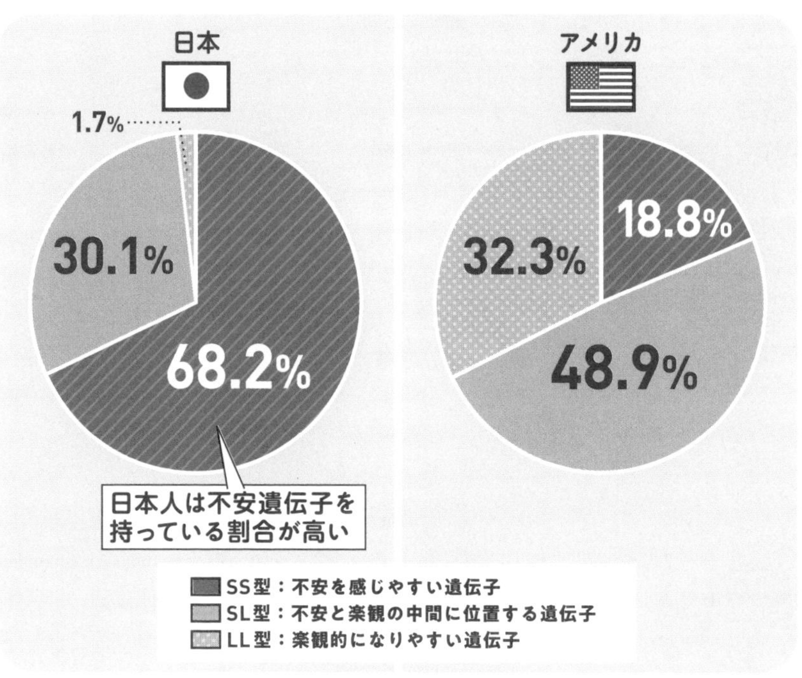

出典：K P Lesch,et al. Science. 1996; 274 (5292) :1527-1531. ／
T Nakamura,et al. Am J Med Genet. 1997;74 (5) :544-545.

7割の日本人が不安を抱えやすい遺伝子を持っている

寝酒をする人は特に日本人に多いといわれます※。理由は特定できませんが、日本人が多く持つ遺伝子が影響している可能性も。というのも、ポジティブさに関わるセロトニントランスポーター遺伝子のうち、日本人はセロトニンが働きにくい不安遺伝子（SS型）を持つ割合が高いのです。島国で災害が多いお国柄が影響しているかもしれません。

※ Constantin R Soldatos,et al. Sleep Med. 2005;6 (1) :5-13.

10 筋トレ後のビールは至福の時間!?

スポーツジムの後はいつもここ！
Trattoria
やっぱり、体を動かした後のビールは最高〜
ランチビールでコスパもよし！
LUNCH
A〜
B〜
由紀（43歳）
普段着のままで気軽にトレーニングできるジムが近所にできたので入会しました
気になってたんだよね
これなら通えそう…
スポーツジム
OPEN
入会金0円
運動不足感を否めないし、40歳を過ぎて太りやすくなってきたし、休日の空き時間に活用しています
最初はマシンの使い方もよくわからなかったけれど
イケメントレーナーがいないのは残念だけど
セルフエステもできて充実しているし
会員限定の専用アプリで器具の使い方やトレーニングメニューの提案をしてくれます
週2回のよきリフレッシュタイムに

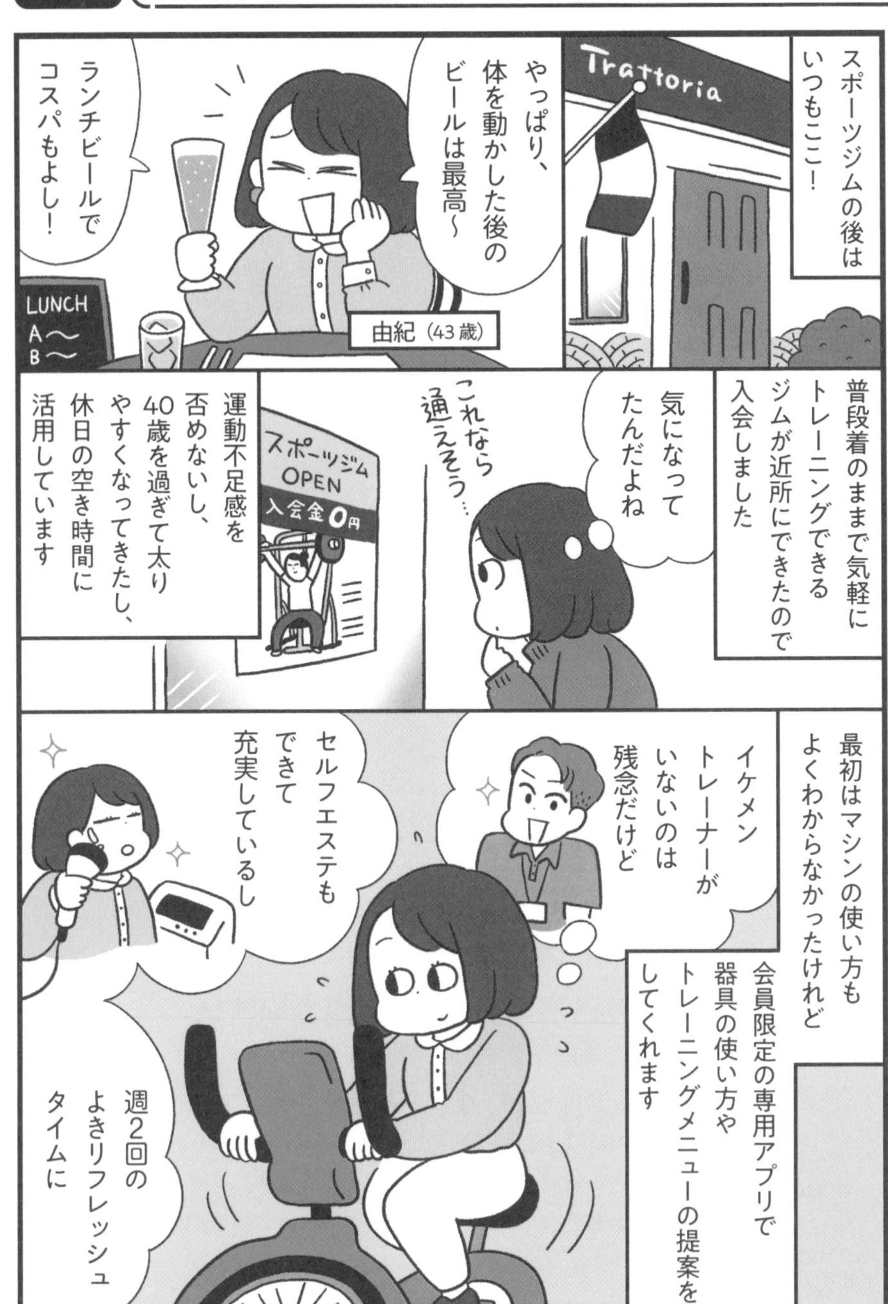

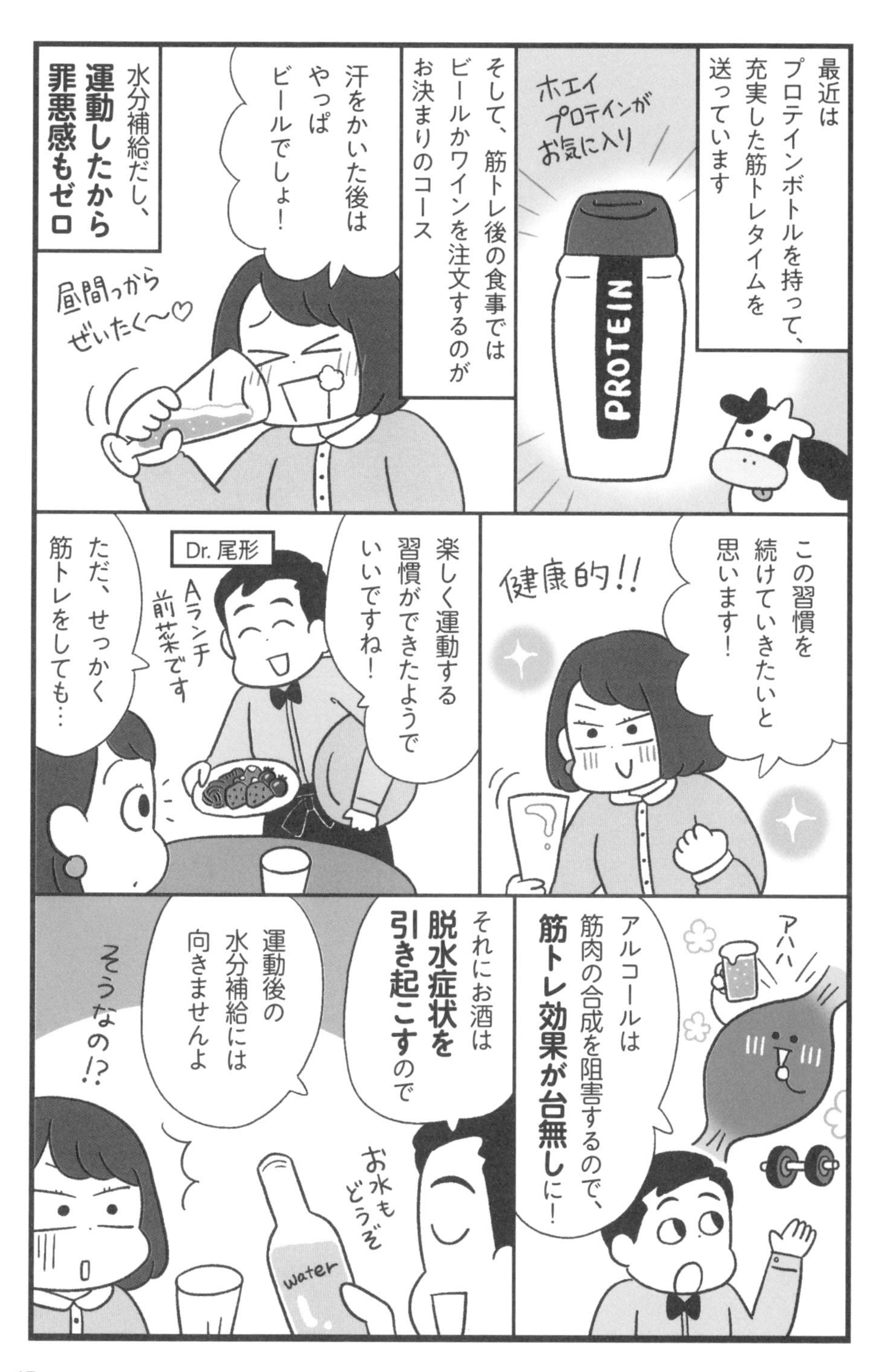
最近はプロテインボトルを持って、充実した筋トレタイムを送っています
ホエイプロテインがお気に入り
PROTEIN
そして、筋トレ後の食事ではビールかワインを注文するのがお決まりのコース
汗をかいた後はやっぱビールでしょ！
水分補給だし、運動したから罪悪感もゼロ
昼間っからぜいたく〜♡
この習慣を続けていきたいと思います！
健康的！！
楽しく運動する習慣ができたようでいいですね！
Dr. 尾形
Aランチ前菜です
ただ、せっかく筋トレをしても…
アルコールは筋肉の合成を阻害するので、筋トレ効果が台無しに！
アハハ
それにお酒は脱水症状を引き起こすので
運動後の水分補給には向きませんよ
そうなの!?
お水もどうぞ
water

筋トレ後のその1杯で筋肉の合成が妨げられる

体形維持や減量目的で筋トレをする方もいるでしょう。年齢を重ねると筋力が低下するので、意識して筋力をつけようとする心がけは大変すばらしいです。

ただ、「筋トレをしたから大丈夫!」と、トレーニング後にお酒を飲むことはありませんか? 残念ながら、**筋トレ後に飲酒をすると筋肉の合成が妨げられる**ことがわかっています。

筋トレをすると筋肉の合成を高めるスイッチとなる「mTOR（エムトール）」という酵素が細胞内で働き、タンパク質の合成を盛んに行います。しかし、飲酒によってmTORの作用は抑制され、筋肉の合成率が3割程度減るというのです。

せっかくの筋トレ効果を台無しにしないためにも、筋トレ後の飲酒は控えるのがベスト。ちなみに、筋トレ前に飲んでも、血中のアルコール濃度は急激に下がらないので、結果は同じです。

もうひとつ、筋トレなどの運動後に飲酒をしてはいけない理由があります。それは、**アルコールには利尿作用があり、飲酒量以上の水分が排泄されて脱水症状を起こす危険が高まる**からです。運動中は汗をかくので、それでなくても脱水気味です。その上、飲酒をすればさらに状況を悪くしてしまいます。サウナ後や、暑い夏の熱中症予防も同じです。**運動中や運動後の水分補給はアルコールを避け、水かお茶にしてください。**

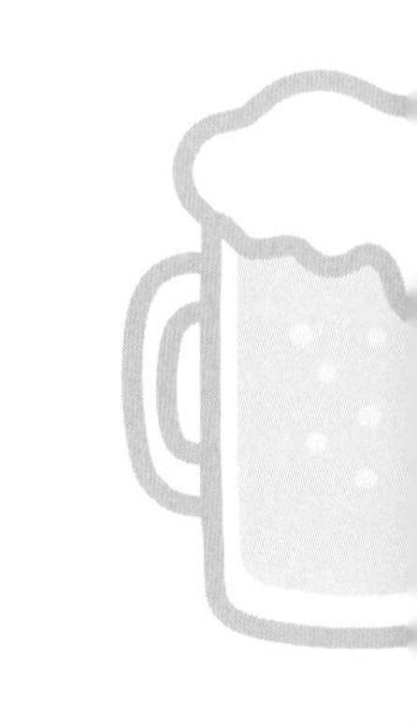

飲酒で筋肉合成が減少

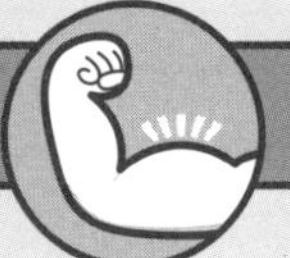

その後

飲酒する

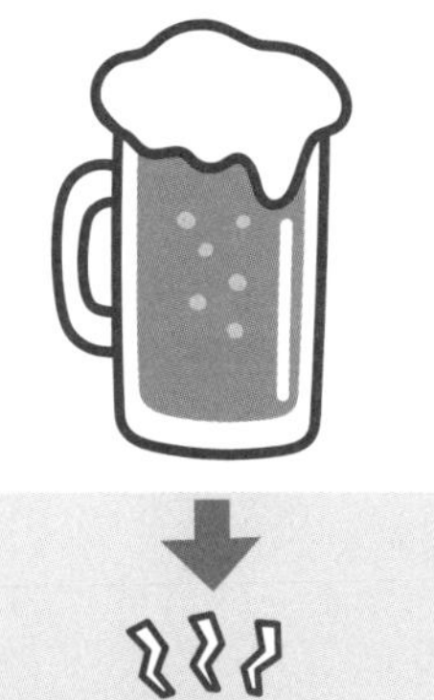

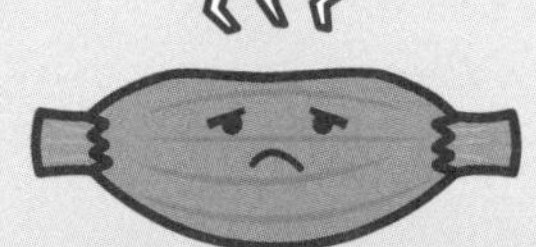

筋肉の合成率が3割程度減る

その後

飲酒しない

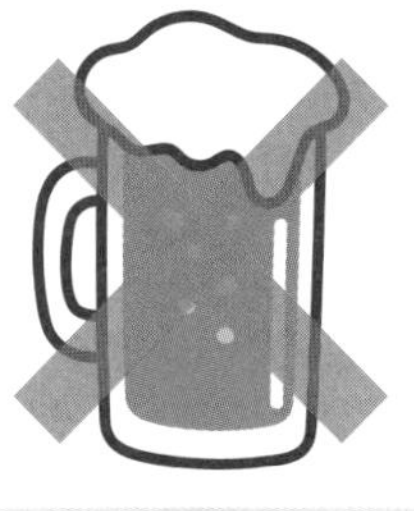

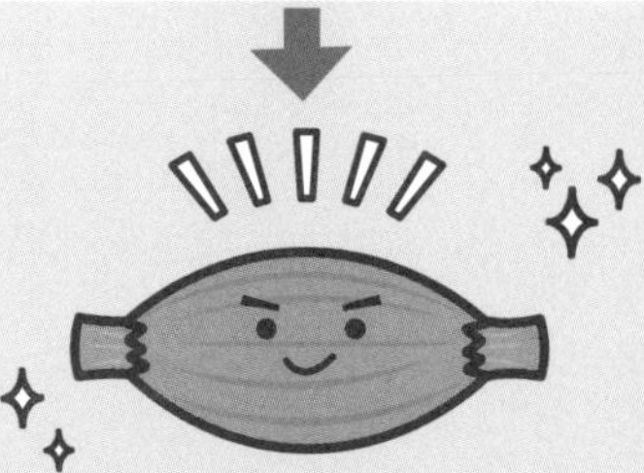

筋肉の合成が進む

出典：Evelyn B Parr,et al. PLos One. 2014;9（2）:e88384.

脱水による症状

水分減少率（体重に占める割合）	おもな症状
~2%	のどの渇き
3% ~4%	食欲不振、イライラする
	皮膚の紅潮、疲労困ぱい
5% ~	言語不明瞭、呼吸困難
	身体動揺、けいれん

出典：環境省『熱中症環境保健マニュアル 2022』

水分補給には水かお茶がおすすめ！

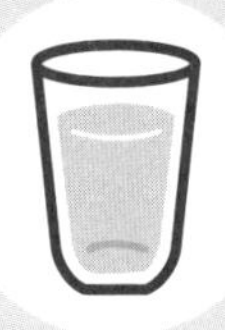

11 太りにくい飲み方ってありませんか？

リモート打ち合わせも終わったし
気分転換するかぁ
よろしくお願いします
浩介（45歳）
もうひと仕事するためにも、これでシャキッとするぞ
コンビニ24
24
下はジャージ
強炭酸ストロング系缶チューハイ
STRONG CHU-LEMON
9%
500ml
レモンとかに入っているクエン酸は疲労回復にいいっていうし
多少甘みがあるからか、飲むと疲れが取れるんだよな
“THEアルコール”って感じのビールや日本酒より体にもよさそうだし
値段も安いし
ピ
在宅業務が基本になってめっきり会社の同僚たちと飲むことがなくなったので
コンビニ
さて仕事に戻るか
ストロング系缶チューハイでコスパよく酔えるのはありがたい

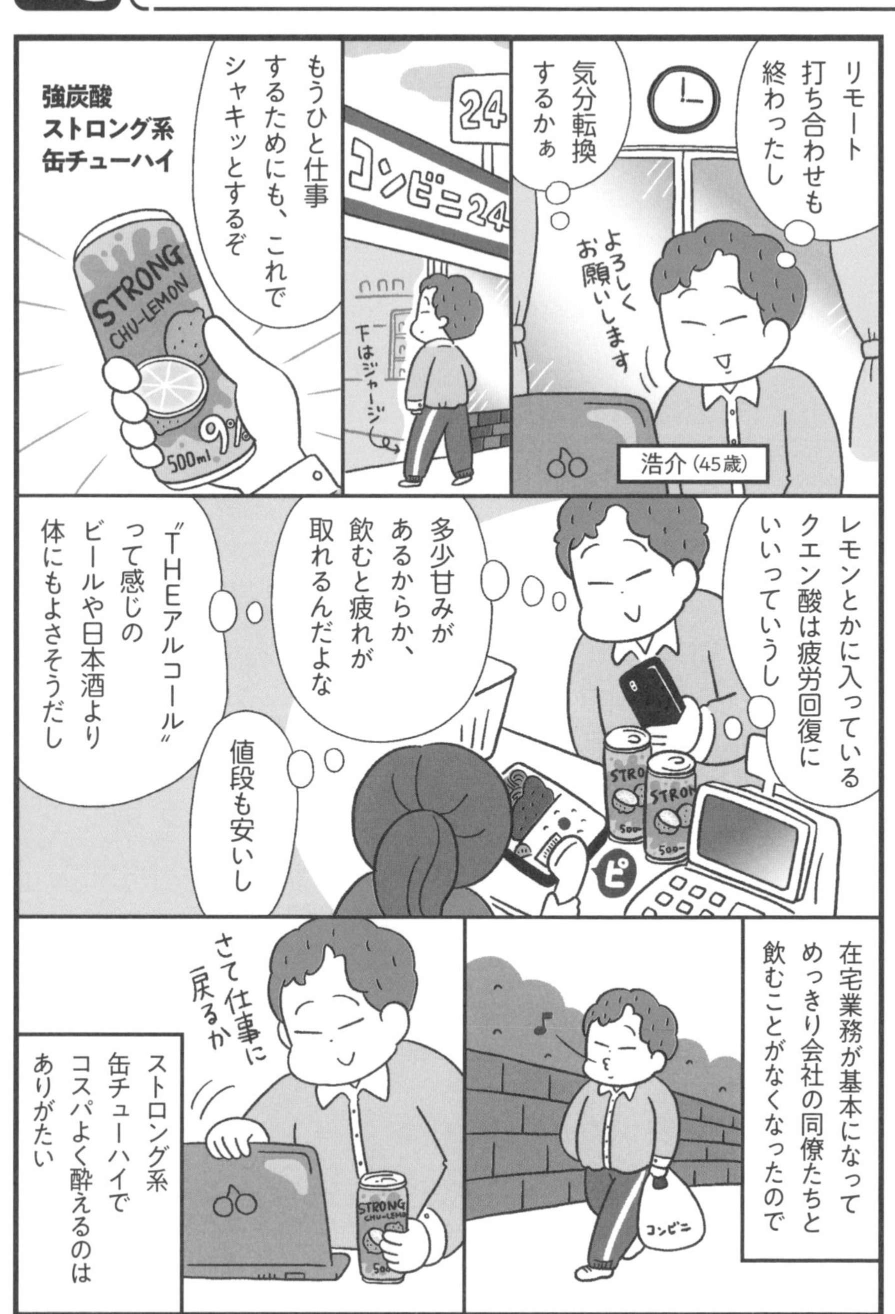

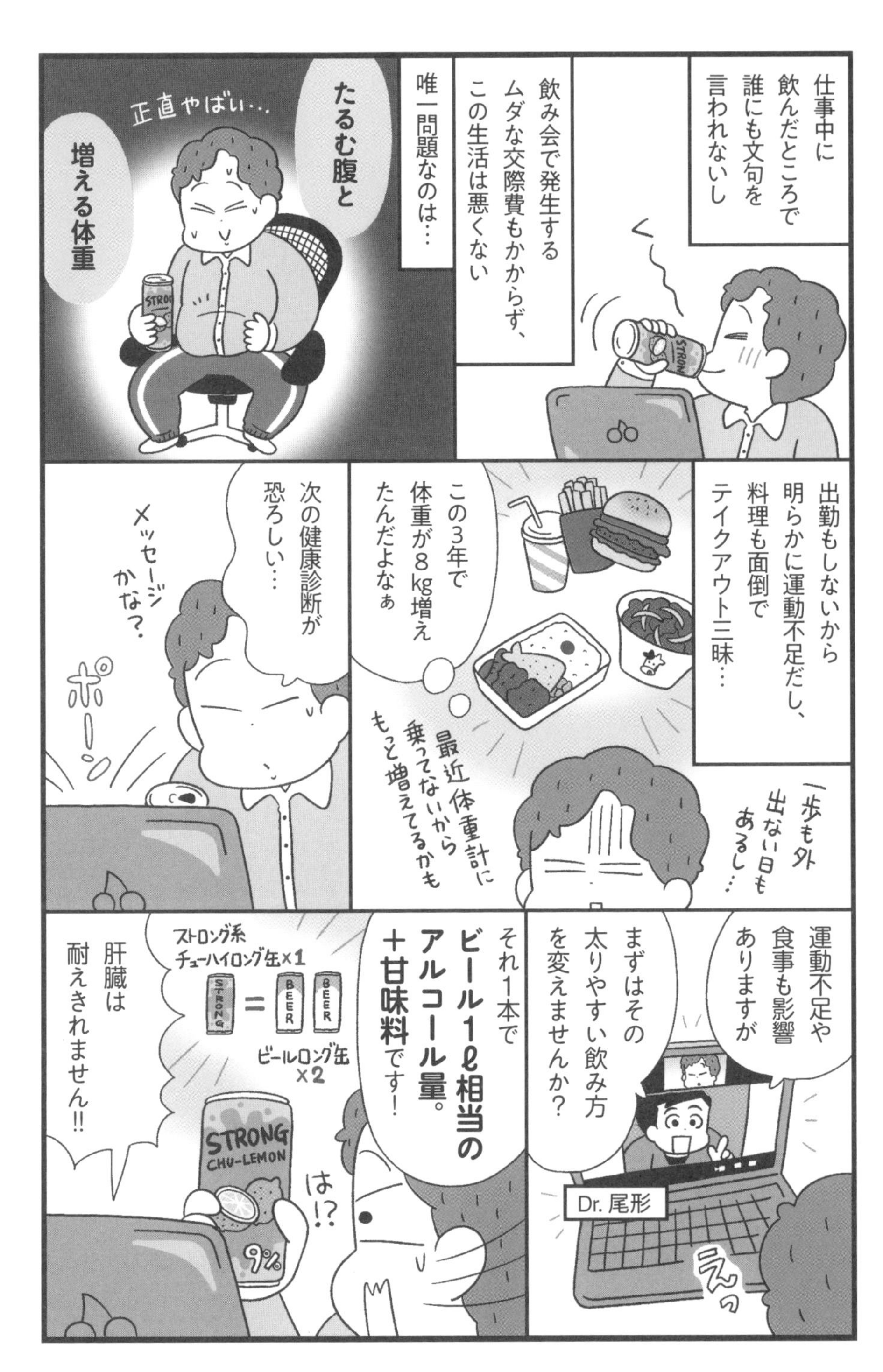

仕事中に
飲んだところで
誰にも文句を
言われないし
くー
飲み会で発生する
ムダな交際費もかからず、
この生活は悪くない
唯一問題なのは…
たるむ腹と
増える体重
正直やばい…
STRONG
出勤もしないから
明らかに運動不足だし、
料理も面倒で
テイクアウト三昧…
この3年で
体重が8kg増え
たんだよなぁ
一歩も外
出ない日も
あるし…
最近体重計に
乗ってないから
もっと増えてるかも
次の健康診断が
恐ろしい…
メッセージ
かな？
ポーン
運動不足や
食事も影響
ありますが
まずはその
太りやすい飲み方
を変えませんか？
Dr. 尾形
えっ
それ1本で
ビール1ℓ相当の
アルコール量。
＋甘味料です！
ストロング系
チューハイロング缶×1
＝
ビールロング缶
×2
STRONG
BEER
BEER
肝臓は
耐えきれません!!
は!?
STRONG
CHU-LEMON
9%

"量を控えて質を上げる"のが太りにくい飲み方

上手にお酒と付き合うための実践編に入りましょう。まず、とにかくやめてほしいアルコール飲料があります。それが、**ストロング系缶チューハイ**です。アルコール度数が9％と高いにもかかわらず、ジュースのような甘い口当たりで、ビールなどのお酒が苦手な人でも飲みやすいのが特徴です。リキュール類は、アルコール度数10％未満は酒税が安いため、コスパよく酔えることも人気の理由でしょう。

しかし、その中身はビールの2倍にもなるアルコールと甘味料、香料です。アルコール飲料の中で、トップレベルの太りやすさです。その上、短時間にかなりの量を飲んで血中アルコール濃度が急激に上がって泥酔するケースも目立ちます。

そのほか、**安いからとパックに入った大容量の日本酒や大きなボトル入りの焼酎を買い置きするのもやめましょう**。ストックがあると安心して、飲酒量が増えていきます。飲みたいときにわざわざ買いに行くようにすれば、面倒くささが上回って量を減らすチャンスです。

おつまみなしで飲むのもよくありません。血中アルコール濃度が急激に上がるだけでなく、胃腸の粘膜を荒らします。できれば、飲酒スピードが上がり、量を増やす一人飲みも極力減らしたいですね。**"量を控えて質を上げる"のが、太りにくい飲み方の基本**です。

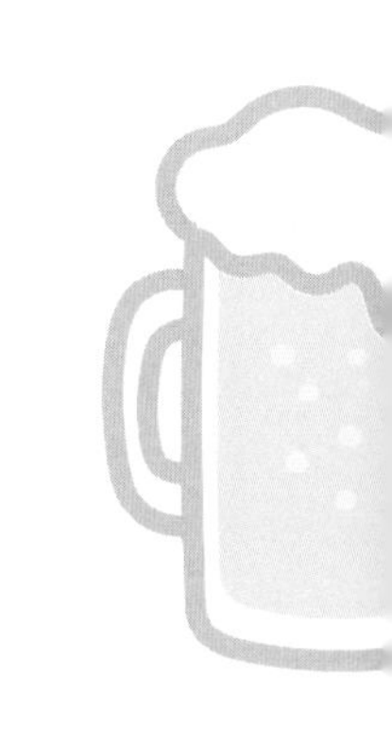

避けたい太りやすい飲み方

コスパ重視のお酒選び

ストロング系缶チューハイ

特徴

- 低価格
- アルコール度数が高く、すぐ酔える
- 口当たりがよく、飲みやすい

×ダメな理由

- 血中アルコール濃度が急激に上がりやすい
- 甘味料が含まれていて、太りやすい

大容量のパック入り日本酒や焼酎

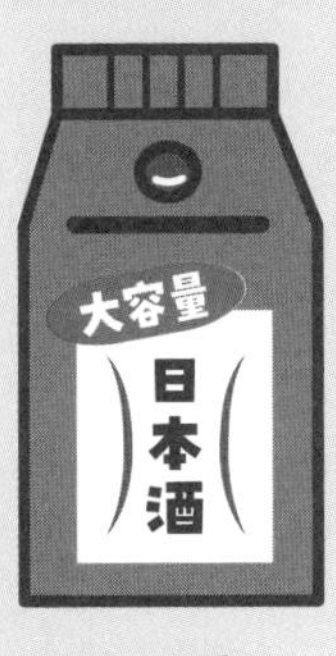

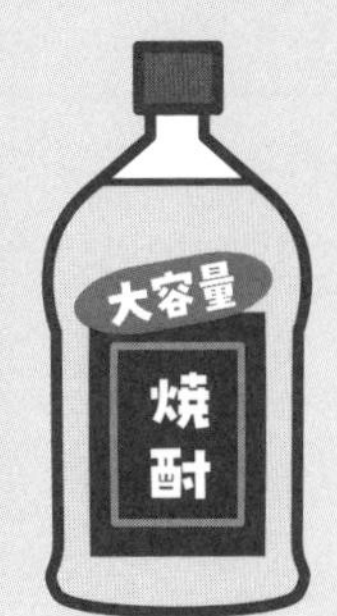

×ダメな理由

- 大容量のストックは飲みすぎにつながる
- 醸造アルコールの質がよくないことがある

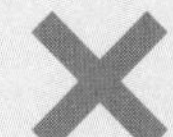

おつまみなしで飲む

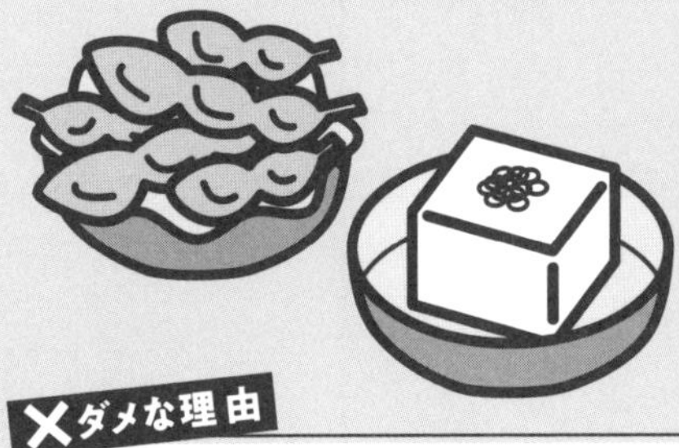

×ダメな理由

- 血中アルコール濃度が上がりやすい
- 胃腸の粘膜を荒らす

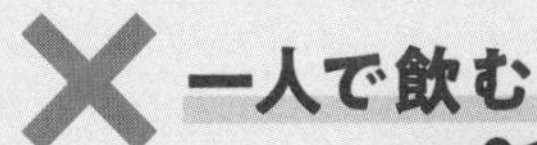

一人で飲む

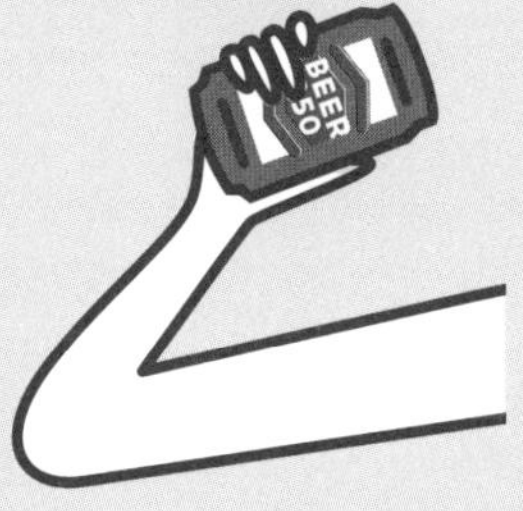

×ダメな理由

- 飲むスピードが速くなる
- 量を気にしなくなる

減酒のためには ノンアル、微アルも大事な選択肢

低アルコール飲料の種類

ノンアルコール飲料

アルコールをまったく含まない（0.00%）

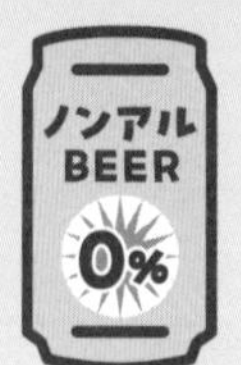

※ノンアルコールは、広い意味で“アルコール1%未満の飲料”を指すこともあるので注意。

微アルコール飲料

アルコール度数1%未満に抑えた飲料

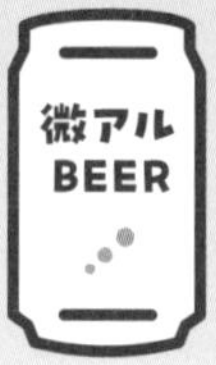

（法律的には20歳未満が飲むことも可能だが、20歳未満には販売しない店舗が多い）

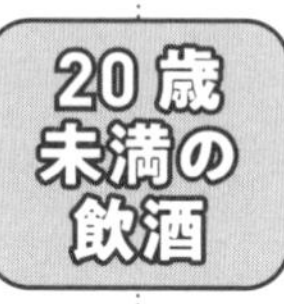

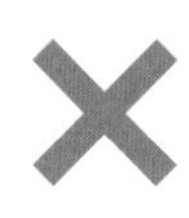

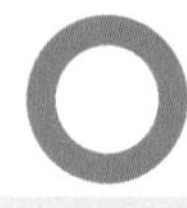

飲酒後の運転

昨今、摂取するアルコール量を減らす強い味方が増えています。それが、「ノンアルコール」「微アルコール」などのアルコール量が少ないお酒、いわゆる〝低アルコール飲料〟です。

ノンアルコール飲料は、読んで字のごとく、アルコールが含まれない飲料です。広義ではアルコール度数1％未満の飲料を指すこともありますが、酒類業9団体から成り立つ酒類の広告審査委員会の自主基準で、「ノンアルコール飲料とは、アルコール度数0・00％で、味わいが酒類に類似しており、満

ノンアルコールビールのリラックス効果

被験者 ビールは好きであるが、ノンアルコールビールテイスト飲料は好きではない人

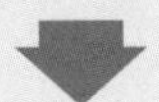

実験内容 ストレスのかかる作業の後、ノンアルコールビールテイスト飲料と水を摂取し、ストレス度を測定

ノンアルコール
ビールテイスト飲料
ノンアル
BEER
0%
気分
リラックス

水
気分
変化なし（たいくつ）

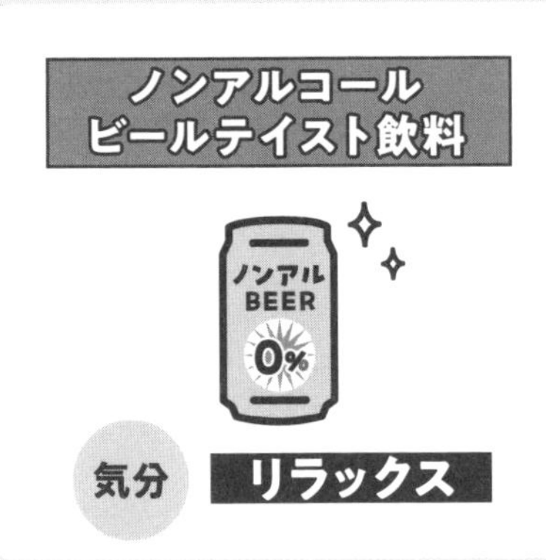

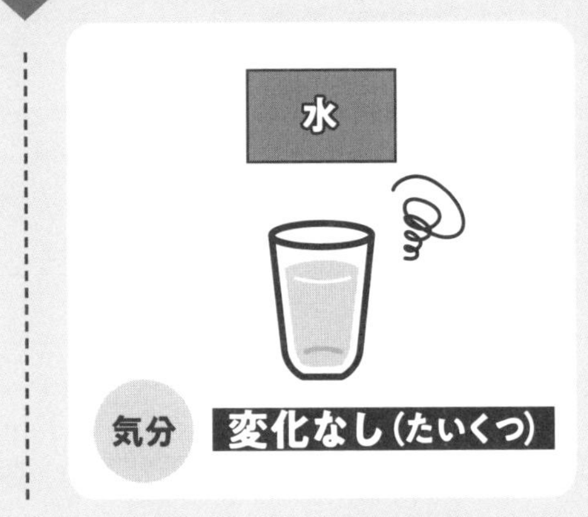

出典：橋爪秀一ほか．国際生命情報科学会誌．2015; 第33巻 ;48-52. より作成

20歳以上の者の飲用を想定・推奨するものとする」と定義しています。

微アルコール飲料は、現時点で明確な定義はありませんが、アルコール度数1％未満の微量のアルコールを含む飲料を指します。0・5〜0・7％ほどのアルコールを含む場合が多く、近年の健康志向の高まりから各メーカーからさまざまな商品が登場しています。

朗報としては、ノンアルコールでもお酒の代わりとして、リラックス効果があるという調査結果があります（上図）。お酒のような雰囲気を味わうことで飲酒をしている感覚になり、単に水を飲むのとは効果が異なったのです。

商品数も増え、味やクオリティも格段に上がっているので、ぜひ減酒のサポートに活用してみてください。

※イラストに記載している「ノンアル BEER」「微アル BEER」は、正式には「ビールテイスト飲料」です。

太りにくい飲み方提案 1

2杯目以降は
微アル・ノンアルに切り替える

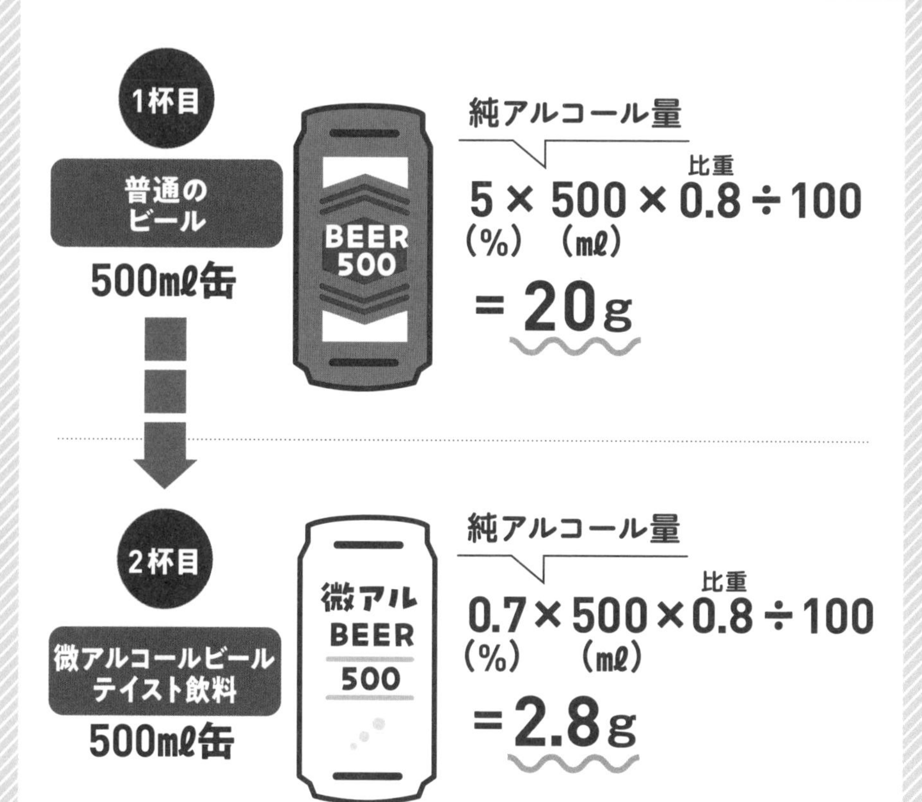

※イラストに記載している「微アルBEER」は、正式には「ビールテイスト飲料」です。

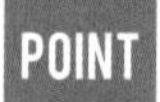

- 1杯目は普通に飲めるので、お酒を純粋に楽しめる。
- 2杯目を微アルにすれば、普通のビールと比べて純アルコール量を17g減らせる。ノンアルなら、20g減。
- 量は全部で1ℓまでにするのがよい。

太りにくい飲み方提案2

おつまみや食事量が多い日は 糖質オフのお酒を控えめに

	普通のビール	糖質オフビール（70%オフ）	糖質ゼロビール
ビールなら **500mℓ缶 1本まで**	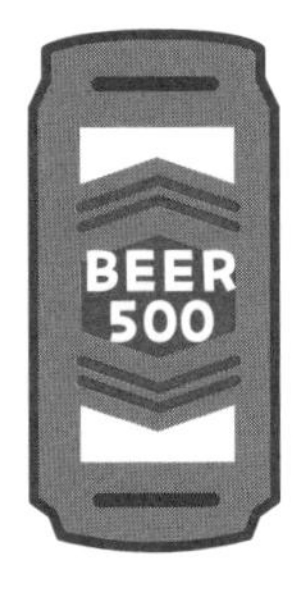	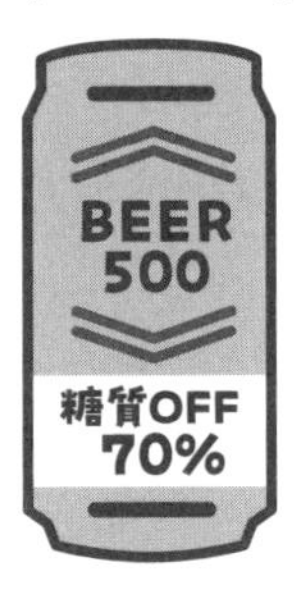	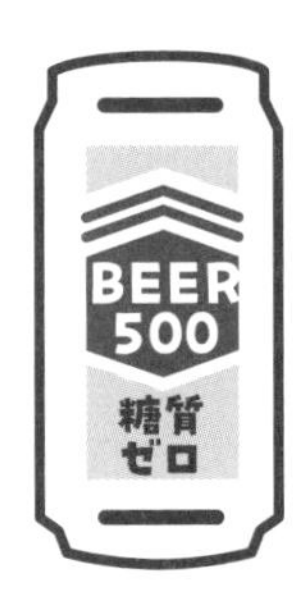
糖質量	15.6g	4.68g	0g

ワインなら **グラス2杯（270mℓ）まで**	普通のワイン	糖質オフワイン（30%オフ）	糖質ゼロワイン
糖質量	4.0g	2.8g	0g

日本酒なら **1合まで**	普通の日本酒	糖質オフ日本酒（50%オフ）	糖質ゼロ日本酒
糖質量	6.5g	3.3g	0g

POINT

- ☑ 飲酒量を守るのが一番大事。
- ☑ ビールは糖質オフか糖質ゼロにするのがベター。
- ☑ ワイン、日本酒は量を守れば糖質量をそこまで気にしなくてOK。

ノンアル、微アルの ビールテイスト飲料リスト

ノンアル、微アルビールの製造法は、大きくビール製造後にアルコールを除く「脱アルコール製法」と「アルコールを発生させない製法」があります。日本では微アルを含むアルコール度数1%未満の飲料は、法律上、ノンアルコール飲料に該当します。

商品表示について

商品名（容量）

〈メーカー名〉

アルコール度数：メーカー発表によるもの。輸入商品の一部に以下や未満という表記がある。

総アルコール量：1本当たり。メーカーの公式な発表がないものは、編集部にて成分表示をもとに算出。

エネルギー：1本当たり。メーカーの公式な発表がないものは、編集部にて成分表示をもとに算出。

問 商品のお問い合わせ先

アサヒ ビアリー（350mℓ）

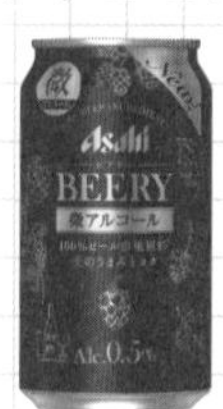

〈アサヒビール〉

アルコール度数：0.5%
純アルコール量：1.4ｇ
エネルギー：116kcal
問 アサヒビールお客様相談室
0120-011-121

脱アルコール製法で、麦のうまみとコクを生かしたフルーティーな香りを実現。

アサヒドライゼロ（350mℓ）

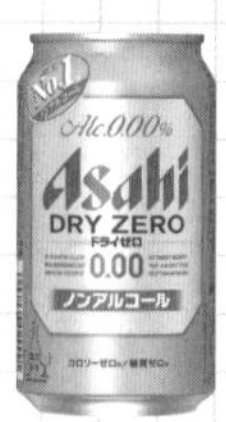

〈アサヒビール〉

アルコール度数：0.00%
純アルコール量：0ｇ
エネルギー：0kcal
問 アサヒビールお客様相談室
0120-011-121

ドライなのどごしとクリーミーな泡で、ビールに近いすっきりした味わい。

からだを想うオールフリー（350mℓ）

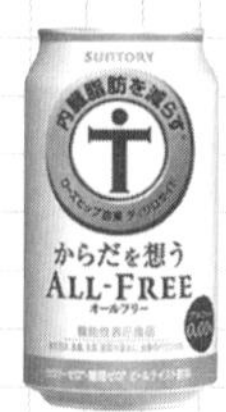

〈サントリー〉

アルコール度数：0.00%
純アルコール量：0ｇ
エネルギー：0kcal
問 サントリーお客様センター
0120-139-310

内臓脂肪を減らす働きが報告されているローズヒップ由来の成分を使用した、機能性表示食品。

アサヒドライゼロフリー（350mℓ）

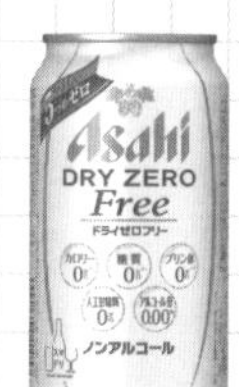

〈アサヒビール〉

アルコール度数：0.00%
純アルコール量：0ｇ
エネルギー：0kcal
問 アサヒビールお客様相談室
0120-011-121

アルコール、カロリー、糖質、プリン体、人工甘味料ゼロでも、ドライなのどごし。

あしたを想うオールフリー（350mℓ）

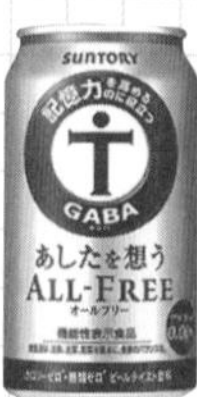

〈サントリー〉

アルコール度数：0.00%
純アルコール量：0ｇ
エネルギー：0kcal
問 サントリーお客様センター
0120-139-310

記憶力※を高めるのに役立つ機能が報告されているGABAを使用した、機能性表示食品。

アサヒヘルシースタイル（350mℓ）

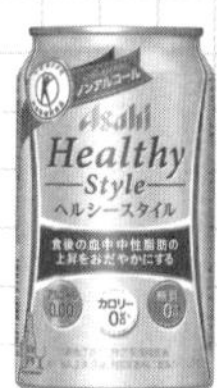

〈アサヒビール〉

アルコール度数：0.00%
純アルコール量：0ｇ
エネルギー：0kcal
問 アサヒビールお客様相談室
0120-011-121

食後の血中中性脂肪の上昇を穏やかにする、特定保健用食品の許可を受けている。

※加齢に伴い低下する認知機能の一部／※言葉や見た物を思い出す力

パーフェクトフリー（350㎖）

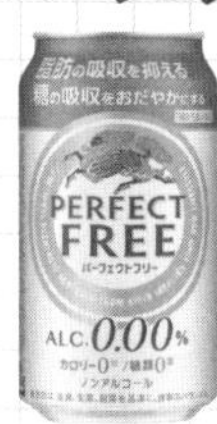

〈キリンビール〉

アルコール度数：0.00%
純アルコール量：0 g
エネルギー：0㎉
問 キリンビールお客様相談室
0120-111-560

脂肪の吸収を抑え、糖の吸収を穏やかにする機能を持つ、機能性表示食品。

キリン カラダ FREE（350㎖）

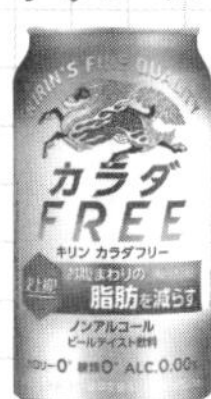

〈キリンビール〉

アルコール度数：0.00%
純アルコール量：0 g
エネルギー：0㎉
問 キリンビールお客様相談室
0120-111-560

お腹まわりの脂肪を減らす機能性表示食品。爽快なおいしさを楽しめる。

キリン グリーンズフリー（350㎖）

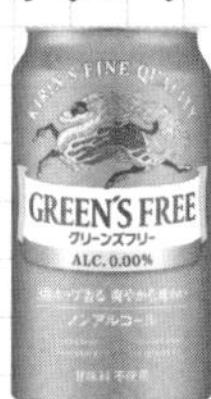

〈キリンビール〉

アルコール度数：0.00%
純アルコール量：0 g
エネルギー：25㎉
問 キリンビールお客様相談室
0120-111-560

３種のホップが香る、爽やかな味わい。甘味料が不使用なのもうれしい。

キリン 零ICHI（350㎖）

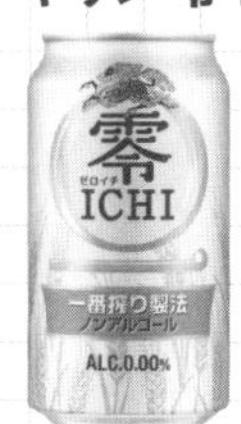

〈キリンビール〉

アルコール度数：0.00%
純アルコール量：0 g
エネルギー：32㎉
問 キリンビールお客様相談室
0120-111-560

麦のうまみを丁寧に引き出し、上品なコクとすっきりとした後味が特徴。

常陸野ネスト ノン・エール NON ALE

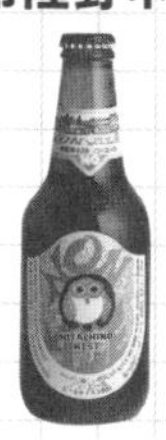

（330㎖）〈木内酒造〉

アルコール度数：0.3%
純アルコール量：0.8 g
エネルギー：73㎉
問 木内酒造㈱
029-212-5111

ドイツ・カナダ・オーストラリア産の麦芽に、アメリカ産メインのホップで醸造する本格派。

オールフリー（350㎖）

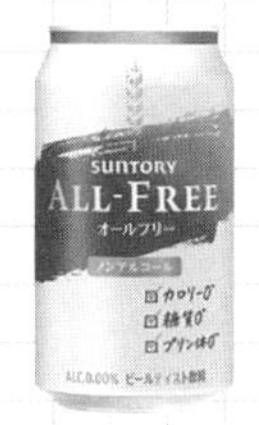

〈サントリー〉

アルコール度数：0.00%
純アルコール量：0 g
エネルギー：0㎉
問 サントリーお客様センター
0120-139-310

カロリー、糖質、プリン体ゼロ。いつでもリフレッシュできる、爽快なおいしさ。

サッポロ プレミアムアルコールフリー

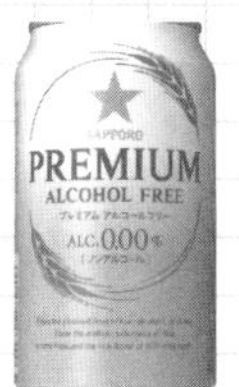

（350㎖）〈サッポロビール〉

アルコール度数：0.00%
純アルコール量：0 g
エネルギー：42㎉
問 サッポロビール㈱お客様センター
0120-207-800

最高級と称されるザーツ産ファインアロマホップと、麦芽100％麦汁で飲みごたえ抜群。

サッポロ The DRAFTY（350㎖）

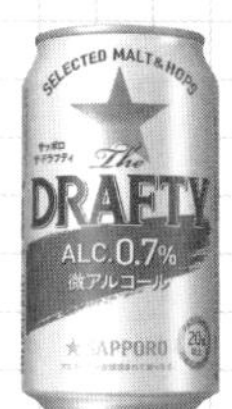

〈サッポロビール〉

アルコール度数：0.7%
純アルコール量：2 g
エネルギー：46㎉
問 サッポロビール㈱お客様センター
0120-207-800

麦芽100％の生ビールを原料に、ビール好きが納得するうまさを実現。

オリオン クリアフリー（350㎖）

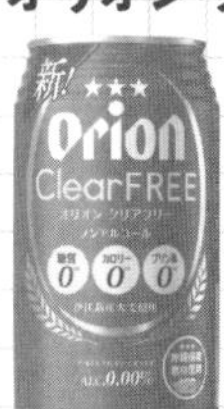

〈オリオンビール〉

アルコール度数：0.00%
純アルコール量：0 g
エネルギー：0㎉
問 オリオンビールお客様相談室
098-911-5230

伊江島産の大麦を使用したほのかな麦のうまみ、沖縄の気候にピッタリな爽快感が特徴。

正気のサタン（350㎖）

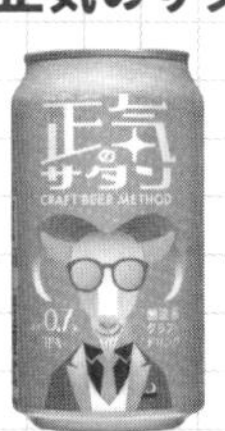

〈ヤッホーブルーイング〉

アルコール度数：0.7%
純アルコール量：2 g
エネルギー：84㎉
問 よなよなの里 お客様相談室
0120-28-4747

柑橘系アロマホップと酵母が醸すシトラスやトロピカルフルーツのような香り。

◉本文中のノンアルビール、微アルビールは、正式には「ビールテイスト飲料」です。なお、アルコール度数0.00％という表記は、酒類の広告審査委員会の自主基準に則り、完全にアルコールが含まれないことを示します。

新潟麦酒 NON ALCOHOL（350mℓ）

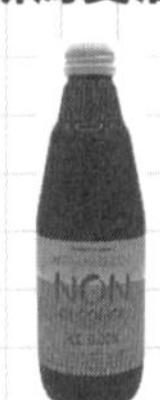

〈新潟麦酒〉
アルコール度数：0.00%
純アルコール量：0 g
エネルギー：60kcal
問 新潟麦酒㈱
0256-70-2200
麦芽・モルトエキス・ホップのみを原料に、香りと苦みが際立つ余韻のある後味。

小樽ビール ノンアルコールビール 0.00%

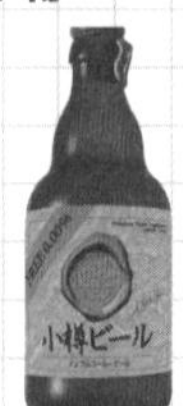

（330mℓ）〈㈱アレフ 小樽ビール醸造所〉
アルコール度数：0.00%
純アルコール量：0 g
エネルギー：89kcal
問 ㈱アレフ 小樽ビール醸造所
https://otarubeer.com/jp/
麦芽、ホップのみを使用。ライトラガーの味に近い、コクと苦みのバランスが絶妙。

ベアレン ノンアルコール黒ビール

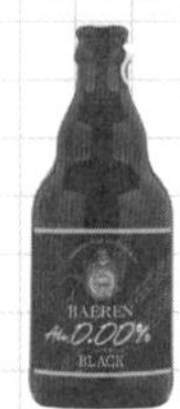

（330mℓ）〈ベアレン醸造所〉
アルコール度数：0.00%
純アルコール量：0 g
エネルギー：92kcal
問 ㈱ベアレン醸造所
https://www.baerenbier.co.jp
厳選したロースト麦芽とホップを使用した、本格的な黒ビールテイスト。

ビア・デザミーブロンド 0.0（330mℓ）

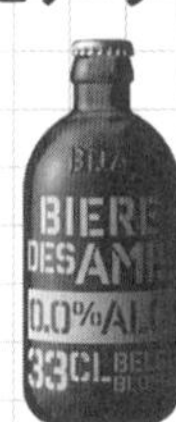

〈ネオブュル〉
アルコール度数：0.0%
純アルコール量：0 g
エネルギー：69kcal
問 ㈱ 湘南貿易
http://mellow-store.com/
独自の減圧蒸留法でおいしさを徹底的に追求した、ベルギーのノンアルビール。

青島ノンアルコール（330mℓ）

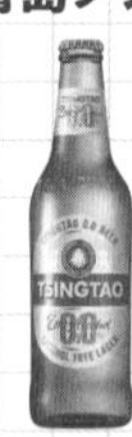

〈青島ブルワリー〉
アルコール度数：0.03%
純アルコール量：0.07 g
エネルギー：62kcal
問 ㈱池光エンタープライズ
03-6459-0480
脱アルコール製法で、ペールモルトとホップ由来のさわやかな香りが生きる。

龍馬 1865（350mℓ）

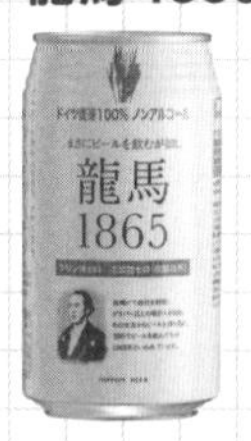

〈日本ビール〉
アルコール度数：0.00%
純アルコール量：0 g
エネルギー：42kcal
問 日本ビール㈱
info@nipponbeer.jp
プリン体と添加物ゼロで、麦芽100% & 2種ホップを使う、ビール通好みの味。

NINJA LAGER（350mℓ）

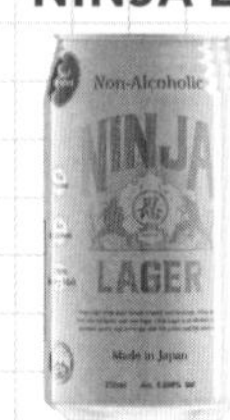

〈日本ビール〉
アルコール度数：0.00%
純アルコール量：0 g
エネルギー：42kcal
問 日本ビール㈱
info@nipponbeer.jp
日本初のハラル認証。大麦麦芽 100% にこだわり、添加物は一切不使用。

RIZAP 監修 プレミアムノンアルコールビールテイスト飲料

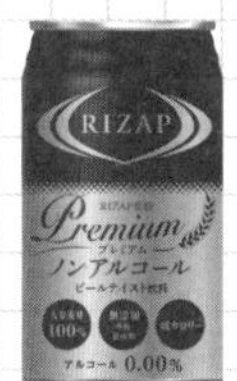

（350mℓ）〈日本ビール〉
アルコール度数：0.00%
純アルコール量：0 g
エネルギー：42kcal
問 日本ビール㈱
info@nipponbeer.jp
健康を追求する「RIZAP」が監修。香料、甘味料無添加で、ビーガン認証も取得。

ヴァイエンステファン オリジナル アルコールフリー

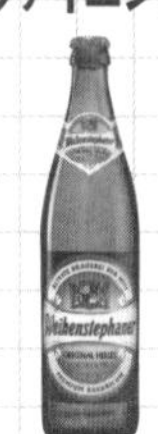

（500mℓ）〈日本ビール〉
アルコール度数：0.5%
純アルコール量：2 g
エネルギー：255kcal
問 日本ビール㈱
info@nipponbeer.jp
しっかりとした味わい・苦みが特徴的なドイツススタイルのラガータイプ。

ブローリー プレミムラガー（355mℓ）

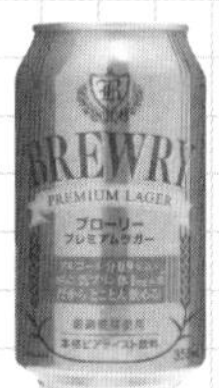

〈ドウシシャ〉
アルコール度数：0.9% 以下
純アルコール量：2.6 g
エネルギー：53kcal
問 ㈱ドウシシャお客様サポートセンター
0120-104-481
オーストラリア産の麦芽とホップを使用。風味を損なわない製法がこだわり。

クラウスターラー (330mℓ)

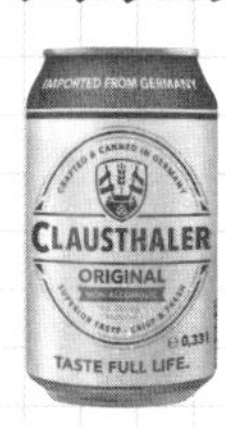

〈ラーデベルガー〉

アルコール度数：0.5% 未満
純アルコール量：約 1.3 g
エネルギー：約 86kcal
問 ㈱都光
https://www.toko-t.co.jp

ビール大国ドイツで最初に商品化。世界50カ国以上で愛飲され、受賞歴も多数。

Budweiser ZERO (バドワイザー ゼロ)

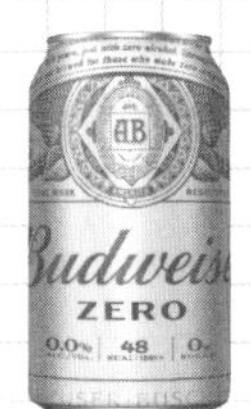

(350mℓ)〈アンハイザー・ブッシュ・インベブ〉

アルコール度数：0.0%
純アルコール量：0 g
エネルギー：48kcal
問 エービーインベブジャパン合同会社
0570-093-920

脱アルコール製法で、甘みのあるスムーズなバドワイザーの味わいを楽しめる。

ビットブルガー "ドライヴ 0.0%" (330mℓ)

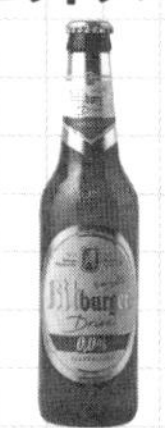

〈ビットブルガー〉

アルコール度数：0.0%
純アルコール量：0 g
エネルギー：86kcal
問 大榮産業㈱
http://daieisangyokaisha.com

本場ドイツ産。脱アルコール製法で、ビール本来の味わいがそのままボトリング。

Hoegaarden0,0 (ヒューガルデン ゼロ) ノンアルコール ホワイトビールテイスト

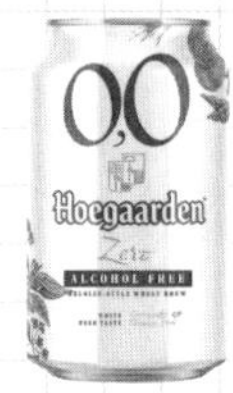

(330mℓ)〈アンハイザー・ブッシュ・インベブ〉

アルコール度数：0.0%
純アルコール量：0 g
エネルギー：92kcal
問 エービーインベブジャパン合同会社
0570-093-920

脱アルコール製法で、爽やかでフルーティーなヒューガルデンの風味を堪能。

ヴェリタスブロイ (330mℓ)

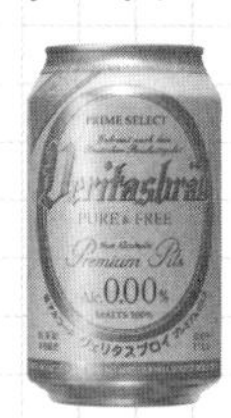

〈PANAVAC〉

アルコール度数：0.00%
純アルコール量：0 g
エネルギー：36kcal
問 ㈱パナバック
06-6836-0123

脱アルコール製法で作られるドイツ産。添加物なしの本格醸造でもアルコール度数0.00%。

ブラバスブリューイングオートミールダーク

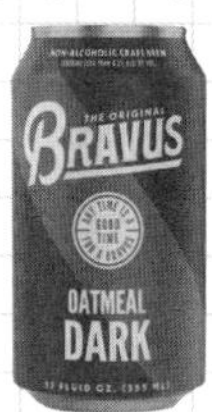

(355mℓ)〈えぞ麦酒〉

アルコール度数：0.5% 未満
純アルコール量：約 1.4 g
エネルギー：約 10kcal
問 えぞ麦酒㈱
https://ezo-beer.com

LA 近郊のノンアル専門のブルワリーが手掛ける絶品。スタウトが好きな方へ。

エルディンガー アルコールフリー

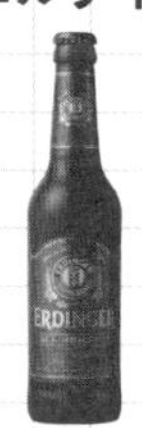

(330mℓ)〈エルディンガー〉

アルコール度数：0.4% 未満
純アルコール量：約 1 g
エネルギー：約 79kcal
問 グリーンエージェント㈱
http://www.greenagent.co.jp

ビールと同じ製法のため、よりビールに近いコクや香り、フルーティーな味わいを実現。

BRULO Sabro Galaxy DDH IPA

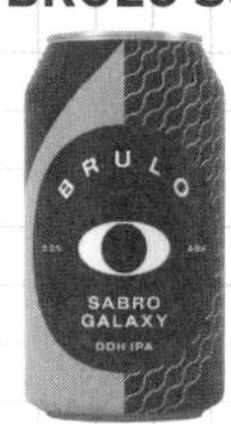

(330mℓ)〈BRULO〉

アルコール度数：0.0%
純アルコール量：0 g
エネルギー：113kcal
問 Beverich ㈱
https://beverich.jp

スコットランドのブルワリーから輸入。多種のフレーバーが展開されている。

お好みの味を
見つけて
減酒のサポートに!

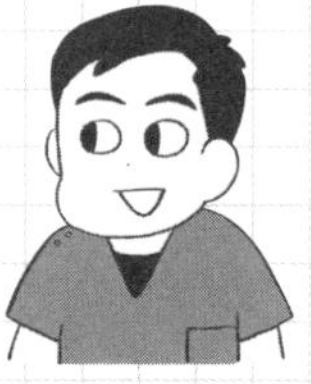

Bavaria 0.0% (330mℓ)

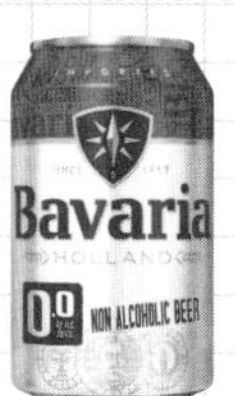

〈Royal Swinkels Family Brewers〉

アルコール度数：0.0%
純アルコール量：0 g
エネルギー：66kcal
問 Swinkels Family Brewers Japan ㈱
078-881-7007

オランダのヨーロッパ最古の家族経営の醸造所が、脱アルコール製法で製造。

◉本文中のノンアルビール、微アルビールは、正式には「ビールテイスト飲料」です。なお、アルコール度数 0.00% という表記は、酒類の広告審査委員会の自主基準に則り、完全にアルコールが含まれないことを示します。

12 「とりあえず、生中！」で一気にスタート？

とりあえず生3つ！
カンパーイ
大人数の飲み会なら幹事も大変だし仕方ないかなと思うけれど
Drink
2～3人の飲み会ならみんなで生中でなくてもよくない？
とりあえずって何をそんなに急ぐ？
場の雰囲気を乱したくないから言わないけど…
翔太（34歳）
うま～
だって生はキンキンに冷えているものを一気に飲み干したくなるじゃない
ぐい
生追加ー
はーい
そして、すぐにおかわりしちゃうんだよね…
ここまでくれば、焼酎でロックか水割り
この日本酒いきましょうよ
イイネー
Drink
日本酒好きな人がいれば、日本酒というのが通常の流れ

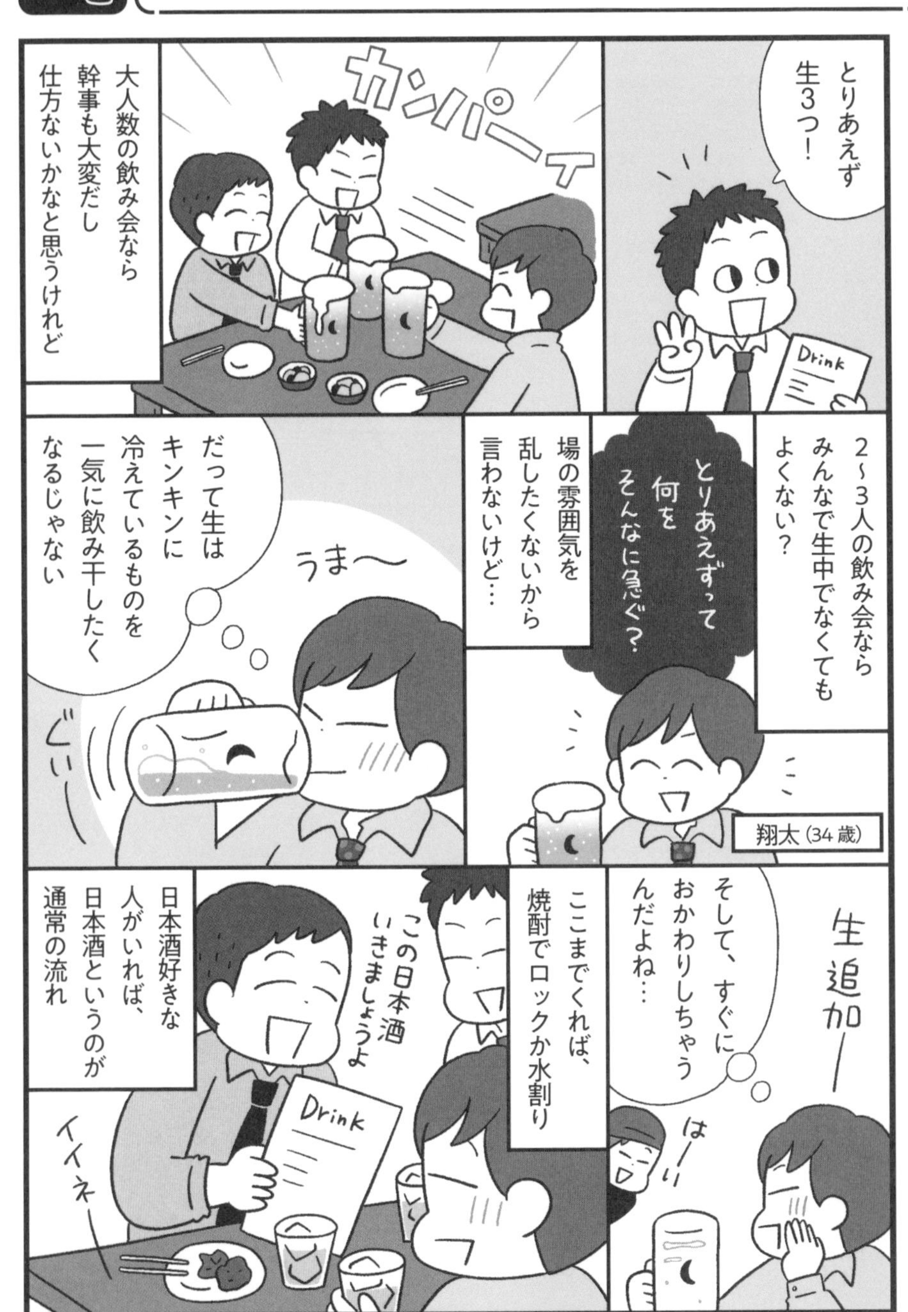

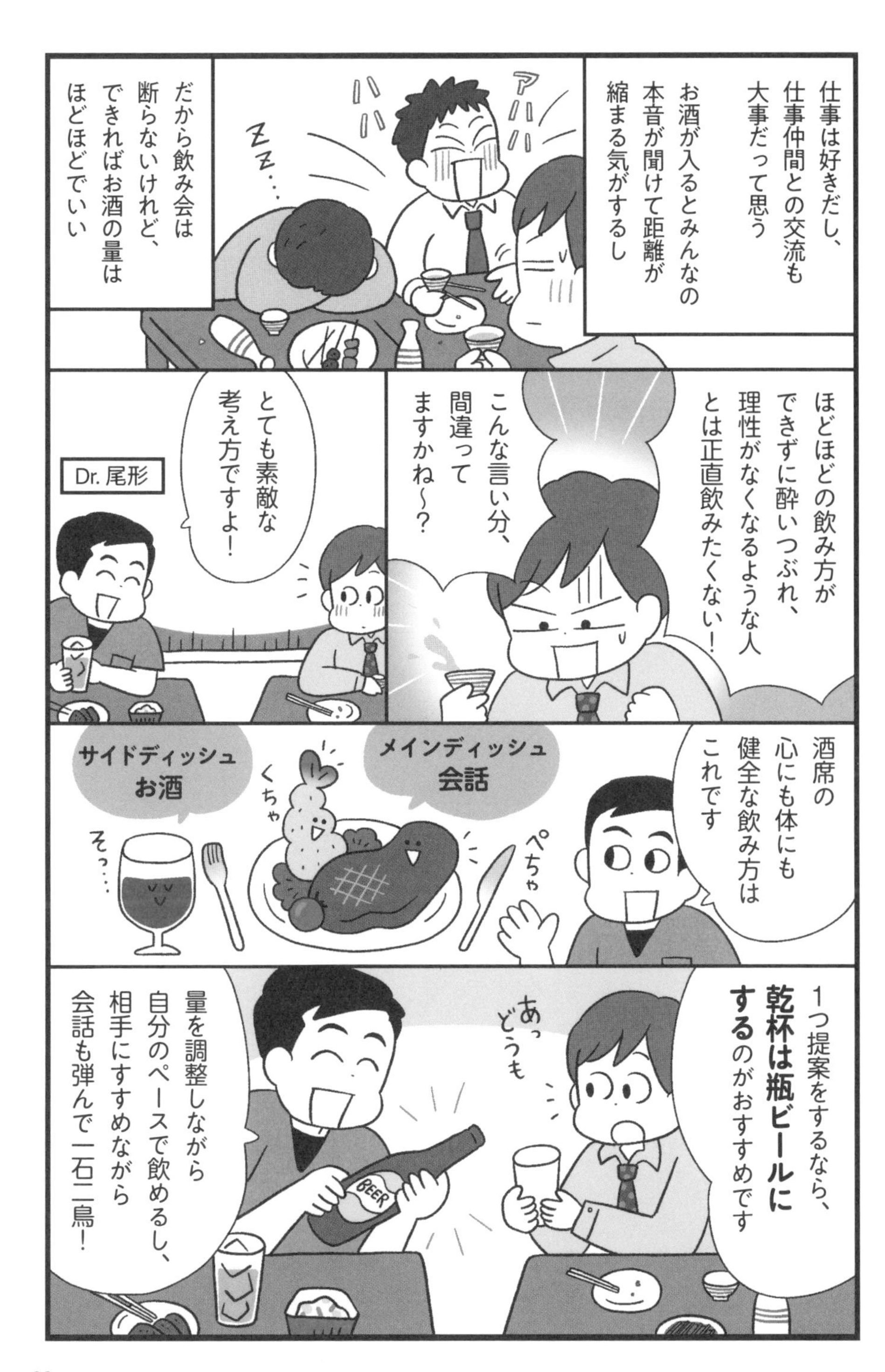

仕事は好きだし、
仕事仲間との交流も
大事だって思う
お酒が入るとみんなの
本音が聞けて距離が
縮まる気がするし
アハハ
ZZ…
だから飲み会は
断らないけれど、
できればお酒の量は
ほどほどでいい
ほどほどの飲み方が
できずに酔いつぶれ、
理性がなくなるような人
とは正直飲みたくない！
こんな言い分、
間違って
ますかね～？
とても素敵な
考え方ですよ！
Dr. 尾形
酒席の
心にも体にも
健全な飲み方は
これです
ぺちゃ
メインディッシュ
会話
くちゃ
サイドディッシュ
お酒
そっ…
1つ提案をするなら、
乾杯は瓶ビールにするのがおすすめです
あっ
どうも
量を調整しながら
自分のペースで飲めるし、
相手にすすめながら
会話も弾んで一石二鳥！
BEER

ジョッキを避け、瓶ビールをシェアして酒量を減らす

キンキンに冷えた生ビールをジョッキで一気に飲み干すのが好きな人もいるでしょうが、周りに合わせて乾杯の生中を注文する人もいることでしょう。酒席では「とりあえず生中!」からスタートするのが慣習になっています。

でも、**乾杯では生中をやめて瓶ビールに替える**ことをおすすめします。ビールのジョッキサイズはさまざまですが、一般的な中生ビール用ジョッキの容量は435㎖が多いようです。ビールを入れてみると、泡の分を差し引いて、実際の量は350㎖程度。純アルコール量は14g程度です。

対して、瓶ビールの中瓶はビールの容量が500㎖と正確に定められていて、純アルコール量は20g程度。しかし、**瓶ビールは一緒に飲んでいる相手とシェアするのが自然です。つまり、純アルコール量を自然に半減できる**のです。

減酒生活における、瓶ビールのメリットはそれだけではありません。ジョッキで頼むとおかわりも自然とジョッキになり、自分の責任で2杯目も飲み干さなくてはいけません。そのため、その都度、純アルコール量が14g加算されます。

しかし、瓶ビールならコップにビールを残しておけば、相手は注ぎにくいため、さらに酒量を減らしやすいというわけです。しかも、ジョッキと違って**チビチビ飲めるので、血中アルコール濃度が上がりにくい**のもいいところです。

ジョッキと瓶ビールの比較

中ジョッキ

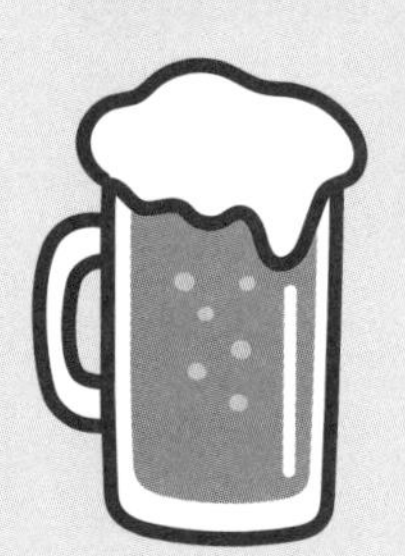

容器サイズ：
435mℓ
ビール量：
350mℓ

純アルコール量（g）
5(%)×350(mℓ)× 0.8 ÷ 100
= **14g**

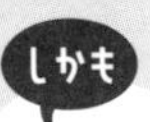

一気に飲むから
血中アルコール濃度が上がりやすい

瓶ビール

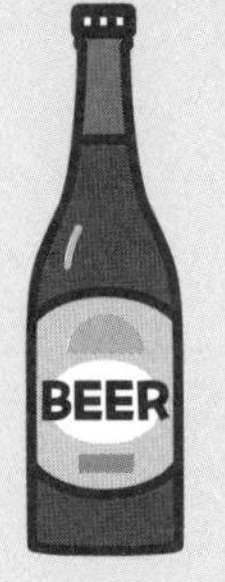

ビール量：
500mℓ

2人でシェアすると
1人分
250mℓ
コップ1杯
170mℓ

純アルコール量（g）
5(%)× 250(mℓ)× 0.8 ÷ 100
= **10g**

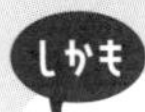

チビチビ飲むから
血中アルコール濃度が上がりにくい

瓶ビールがおすすめな理由

シェアしやすい

中断しやすい

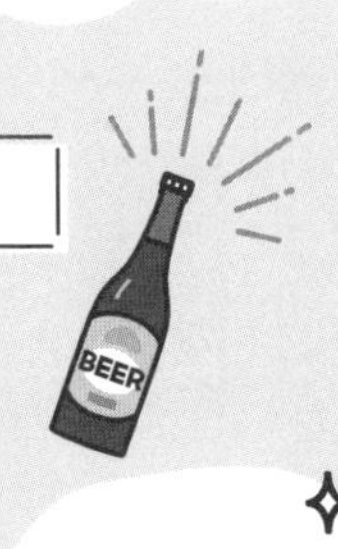

チビチビ飲める

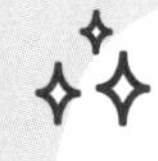

たくさん飲んだ気になれる

飲み会の雰囲気を壊さずに**飲酒量を減らす**工夫

接待をはじめ、歓迎会、送別会など、ビジネスの場でも飲酒を伴う会合は多く、ビジネスパーソンにとっての酒席は、コミュニケーションの機会でもあります。だから、自分だけがほかの人と違う飲み方をすることが難しく、酒量を減らせない理由につながります。

そんな方のために、飲み会の雰囲気を壊さずに飲酒量を減らす方法をお伝えしましょう。

まず、乾杯をジョッキから瓶ビールに替えることは有効です（84ページ）。さりげなく相手にビールを注いでしまえば、自分の分を減らせます。

そして飲み干さずに、**自分のコップにお酒を残しておきましょう。**空のコップを見つければ、すかさずついでくれる優しい方がいるものです。

焼酎やウイスキーなどの割り物を注文したときは、ドリンクを率先して自作しましょう。水や炭酸水を多めにすれば、アルコール量を減らせます。

血中アルコール濃度を急激に上げない工夫としては、**飲酒中にちょこちょこお水を飲む**ことが大切です。ビールを1ℓ飲むと、1.1ℓ分の水が体から出ていくと覚えておいてください。乾杯はやむを得ないとして、そのままお酒を飲み続けず、**おつまみを先に食べる**のも酔いを遅らせる手です。

あとは、**飲み会の前に2次会は行かないことや、お酒を減らしていることを正直に伝えるのも、余計な心配をさせず、相手を気づかう心配り**です。

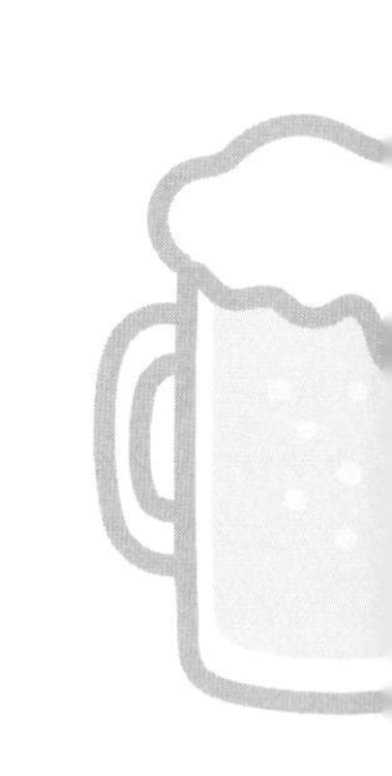

酒席で上手にお酒を減らすふるまい方

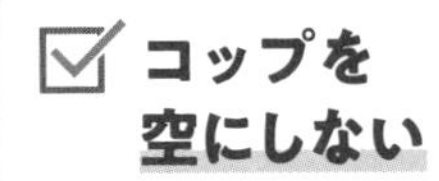

コップを空にしない

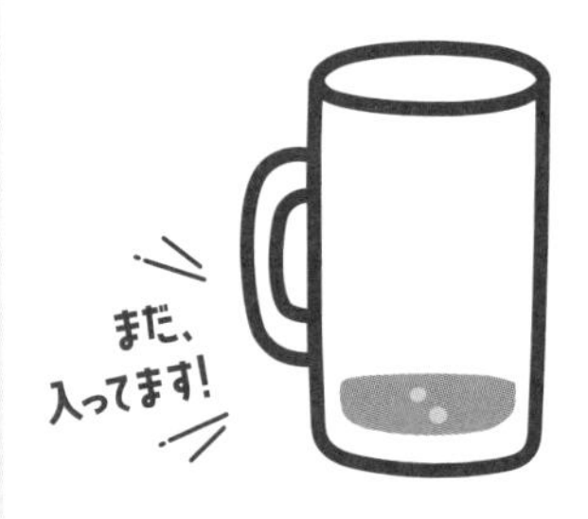

まだ、
入ってます!

合間にちょこちょこ水を飲む

お酒を飲んだら
水!

さりげなく相手にお酒を注ぐ

どうぞ
どうぞ

割り物は薄めに調整

炭酸水
多め!
炭酸水

先に食べてから飲み始める

食べ物
ファースト!

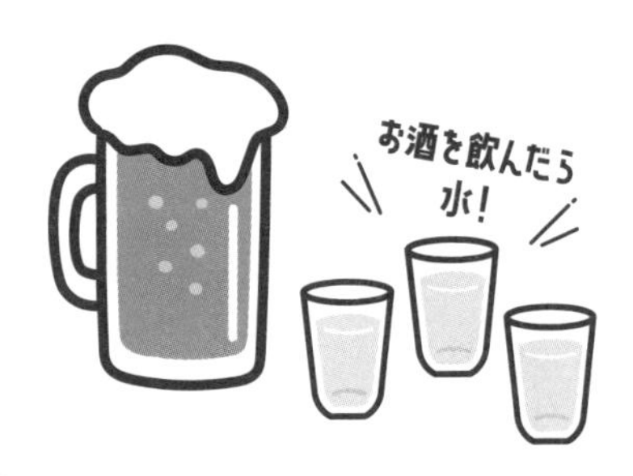

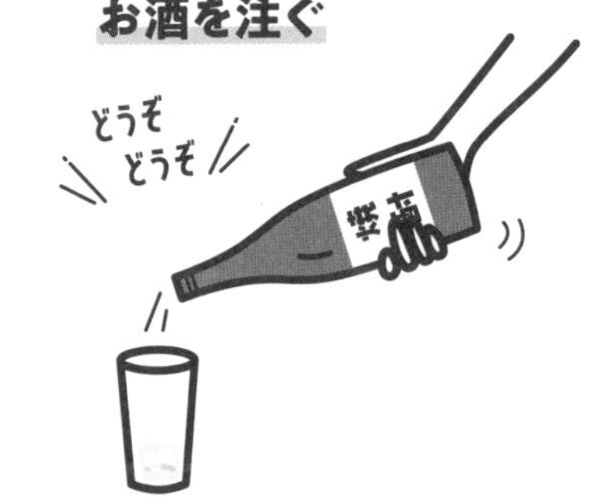

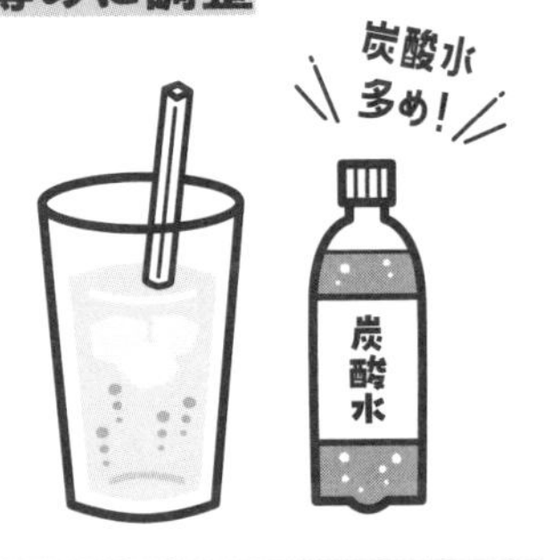

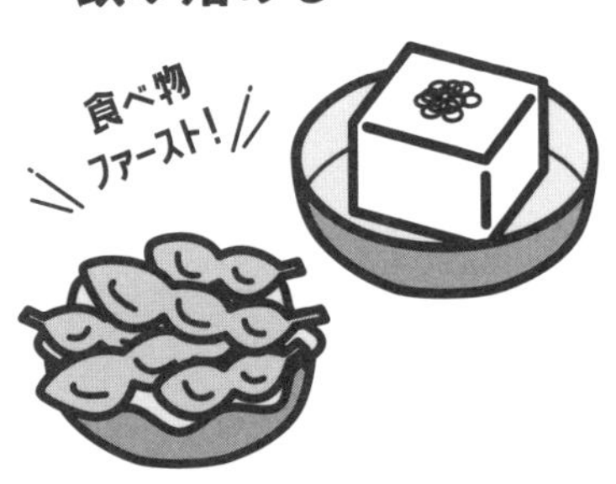

事前に飲酒量を控えると伝えておく

実は健康診断で
ひっかかって…
お酒減らして
るんですー

13 飲めるうちに飲んでおいて大丈夫？

60歳のお祝いに
みんなからねー
祝還暦
おばーちゃんおめでとー
家族や友人からおいしそうな日本酒をいただきました
ハッピーバースデー60！
酒
みんな、私が日本酒好きなこと
幸代（60歳）
よくわかってくれていてうれしい！
ホロリ…
今の時代、60歳なんてまだまだ若いけれど
還暦って言われてもねぇ…
やっぱりこれからどうやって健康を維持していくかは考えていかないといけない年齢ですよね
健康には赤ワイン？
ポリフェノール
焼酎のほうがヘルシーって聞くけど…
糖質0
プリン体0
焼酎
ちゃんぽんはやっぱりよくないのよね？

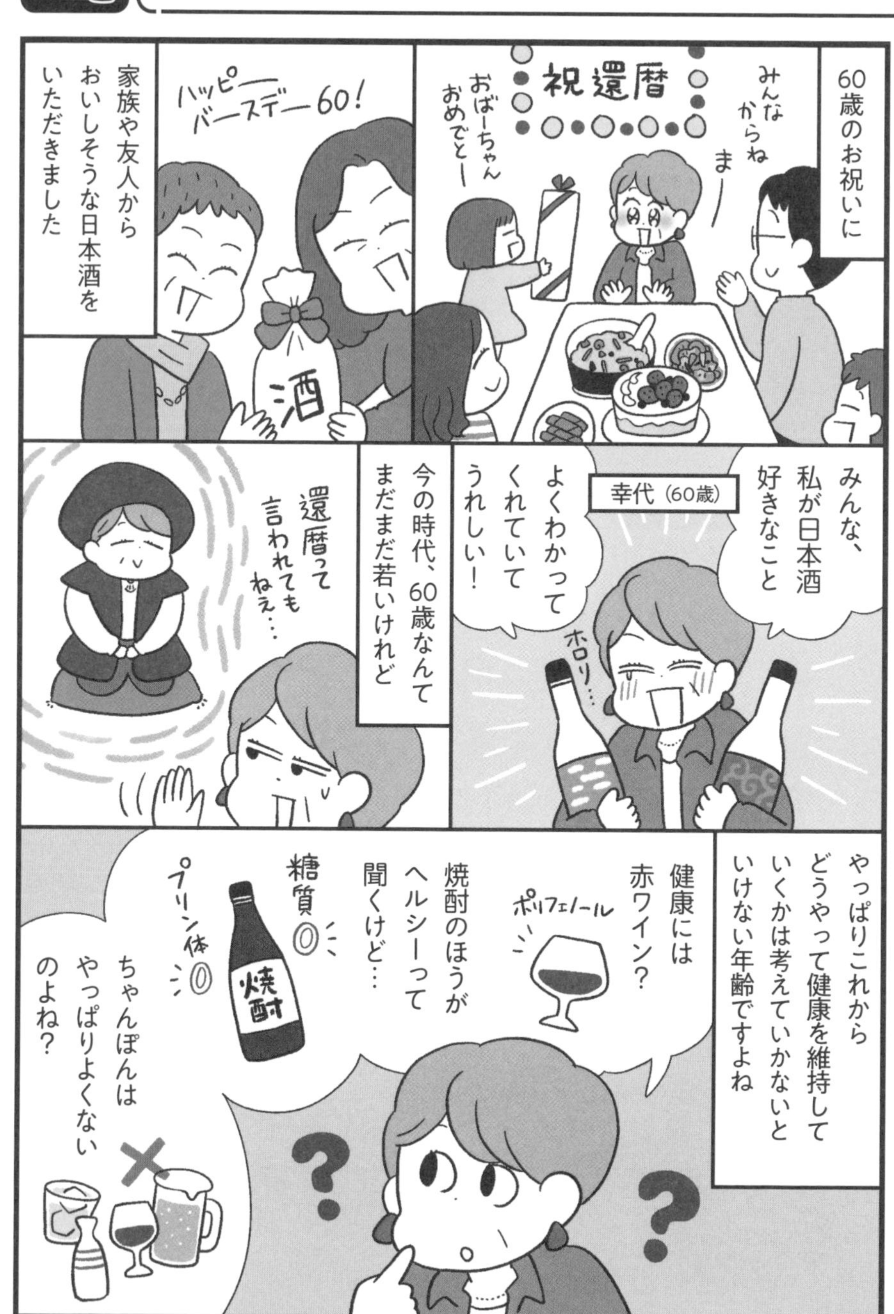

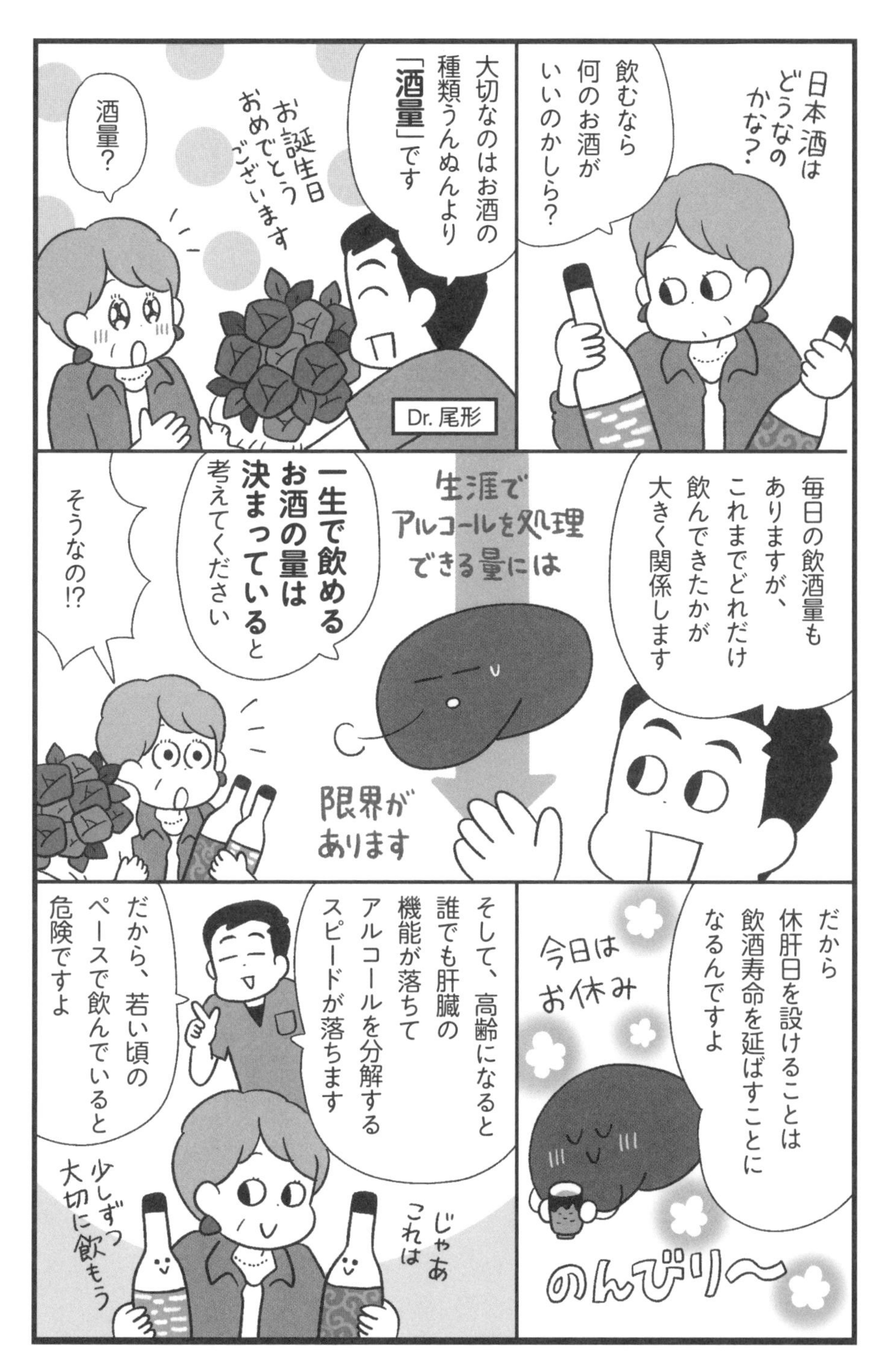
日本酒はどうなのかな？
飲むなら何のお酒がいいのかしら？
大切なのはお酒の種類うんぬんより「酒量」です
お誕生日おめでとうございます
酒量？
Dr. 尾形
毎日の飲酒量もありますが、これまでどれだけ飲んできたかが大きく関係します
生涯でアルコールを処理できる量には
限界があります
一生で飲めるお酒の量は決まっていると考えてください
そうなの!?
だから休肝日を設けることは飲酒寿命を延ばすことになるんですよ
今日はお休み
のんびり〜
そして、高齢になると誰でも肝臓の機能が落ちてアルコールを分解するスピードが落ちます
だから、若い頃のペースで飲んでいると危険ですよ
じゃあこれは
少しずつ大切に飲もう

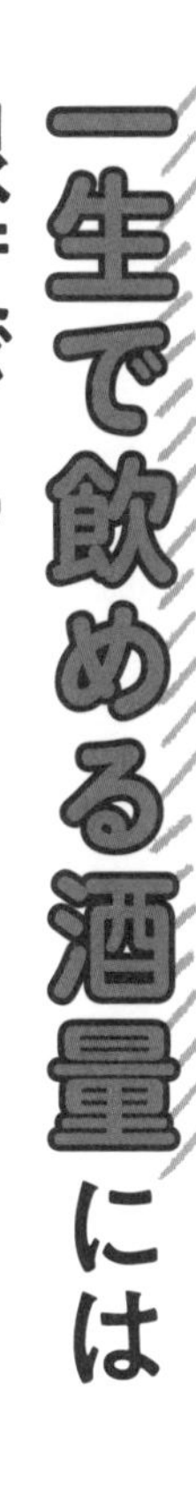

一生で飲める酒量には限度がある

アルコール性肝硬変になった人の飲酒量

男性		女性
1,520kg	平均のトータル飲酒量	1,050kg
37.8年（63.9歳）	平均飲酒期間と年齢	30.0年（56.9歳）
109.3g	1日の平均純アルコール量	101.1g

1日の純アルコール量100g（日本酒5合程度）を超す多量な飲酒を続けると…

男性 40年
女性 30年
で肝硬変になる

出典：堀江義則ほか．日本消化器病学会誌．2015;112:1630-1640.

少し古い情報ですが、2012年度のアルコール性肝硬変患者の平均トータル飲酒量は、男性1520kg、女性1050kgでした。平均年齢は男性63・9歳、女性56・9歳で、1日の飲酒量は純アルコール量で100g以上。**上限を60g（女性や飲んで赤くなる人は40g）にとどめておけば、肝硬変にならずに済んだ**ことでしょう。

91ページに、1日の飲酒量を記録できるアプリを紹介しました。「飲酒量が多いかも?」と思う人は、3カ月間でよいので飲酒記録をつけてみましょう。

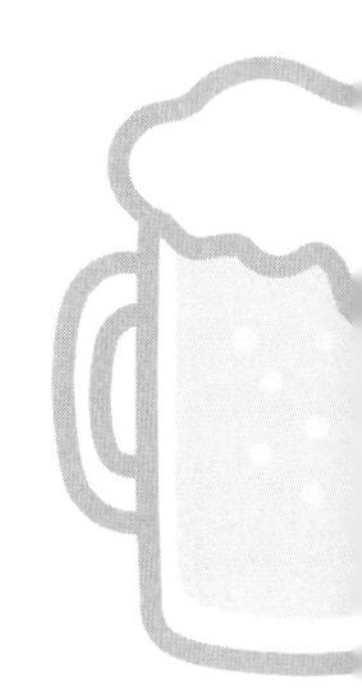

＼ 自分の飲酒量を知ることが大事 ／

飲酒記録をつけよう

飲酒記録ができるスマホアプリ

減酒にっき

販売元：大塚製薬（株）
価格：無料

ここからダウンロード

▶iPhone

▶Android

STEP1
カレンダーから記録する日をタップ

STEP2
飲酒の有無、飲酒した場合は飲酒内容を入力

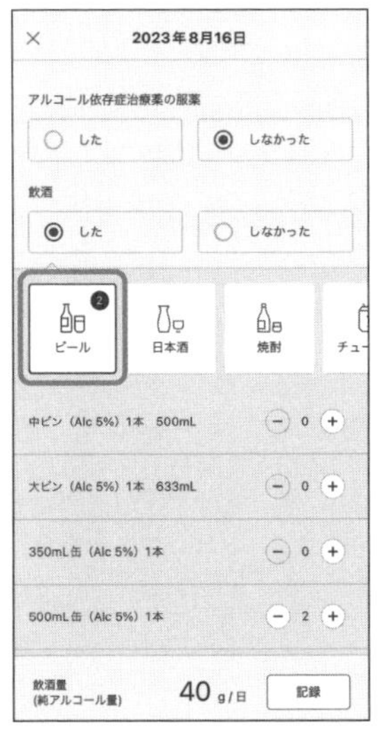

STEP3
飲酒記録のレポートを見る

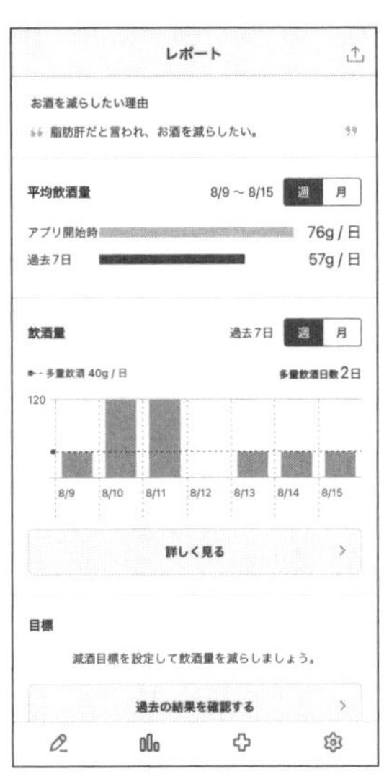

※そのほかにも飲酒記録を付けられるアプリがあるので、使いやすいものを選んでください。
手書きのメモで記録してもかまいません。

休肝日は"飲める貯蓄が増える"喜ばしい日

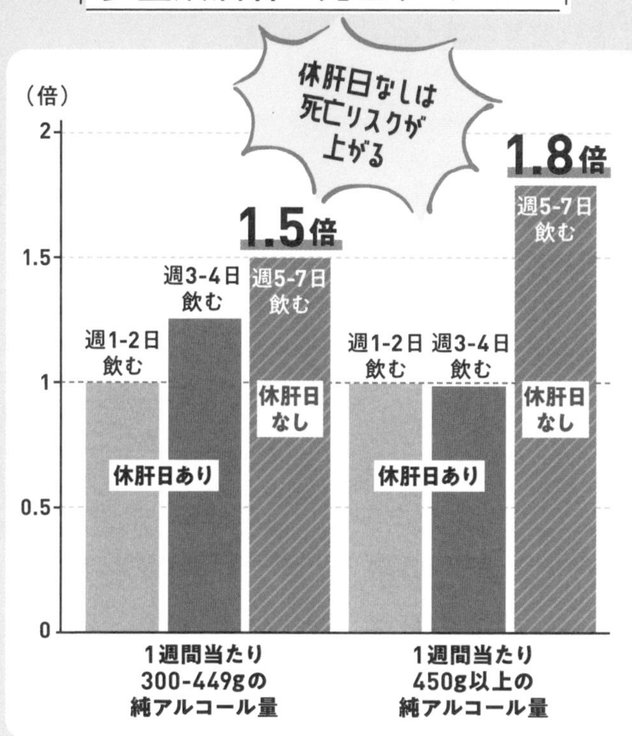

出典：T Marugame,et al. Am J Epidemiol. 2007; 165 (9) :1039-1046.

減酒生活の習慣にしてほしいのが休肝日を設けること。**休肝日はお酒を全く飲まずに肝臓を休ませる日で、最初は週1日からでかまいません。**

休肝日には意味がないと言う人もいますが、日本国内で、約4万2000人の40〜69歳の男性を対象に、週に1〜4日飲酒する休肝日ありのグループと、週に5日以上飲酒する休肝日なしのグループの死亡リスクを比較した研究があります。結果は、**休肝日ありのグループよりも休肝日なしのグループの死亡リスクが高い**ことが示されまし

休肝日を継続するコツ

炭酸水やノンアルコール飲料を飲む

炭酸水
ノンアル
BEER
0%

飲まなかった日の記録をつける

10

こんな日は休肝日に

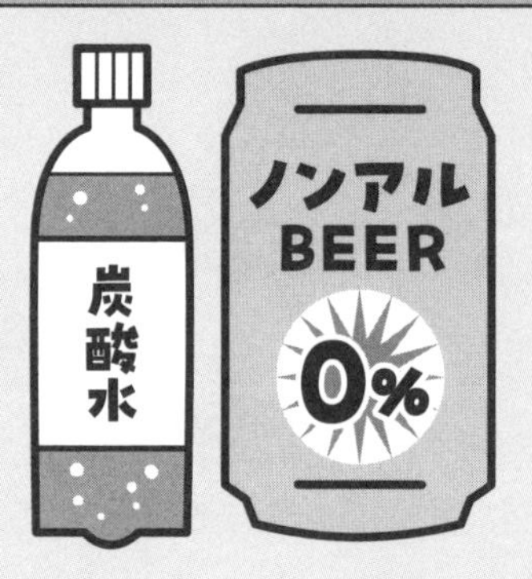

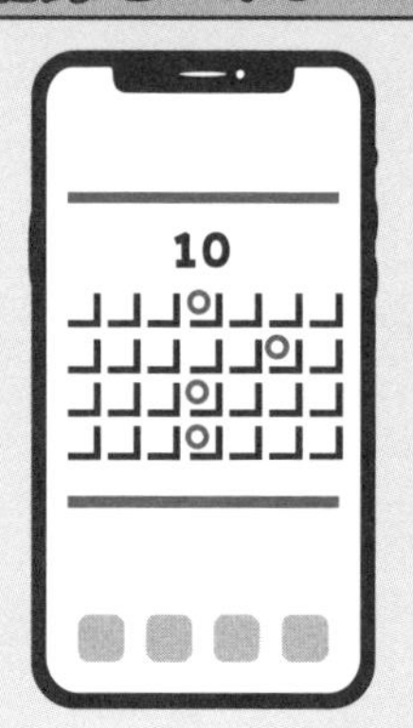

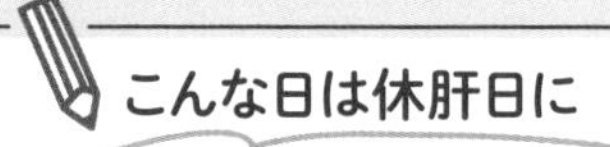

- 翌日に飲み会があるとわかっている日
- 運動したり、 サウナに行ったりした日
- 日中の食事量が多かった日

た（92ページ上図）。

休肝日を続けるコツは、曜日で固定せず、月に5日というように達成しやすい方法を選ぶこと。**飲まなかった日を記録しておけば、達成感もアップします**。アルコールを摂取しなければよいので、**ノンアル飲料（アルコール度数0・00%）ならOK**です。シュワシュワしたのど越しで満足できる人は、炭酸水がおすすめです。

翌日に飲み会を控えている日や、運動をした日、サウナで汗をかいた日は、休肝日にもってこい。**日中の食事量が多かった日を休肝日にすれば、脂肪の蓄積を抑えられます**よ。

休肝日はつらい日と思いがちですが、幸せに飲める将来の日数を増やせる、喜ばしい日なのです。

※イラストに記載している「ノンアル BEER」は、正式には「ビールテイスト飲料」です。

14 飲み会に備えて「ウコン」で肝臓を守る？

財布、スマホ、チケット、オペラグラス…
そうだ
そして、大事なウコンのサプリもちゃんと持った
ウコン
行ってきまーす！
パタン…
今日は推しの俳優が出演する舞台の公演日
EVENT HALL
楽しみすぎる…
わー
みんな久しぶり！
きゃー
マチネを堪能した後は、ファン友4人と飲み会の予定です
ドキ
ドキ
いつも大盛り上がりで二日酔いになることも
まもなく開演…
なので、飲み会の前にはウコンを飲んでスタンバイ

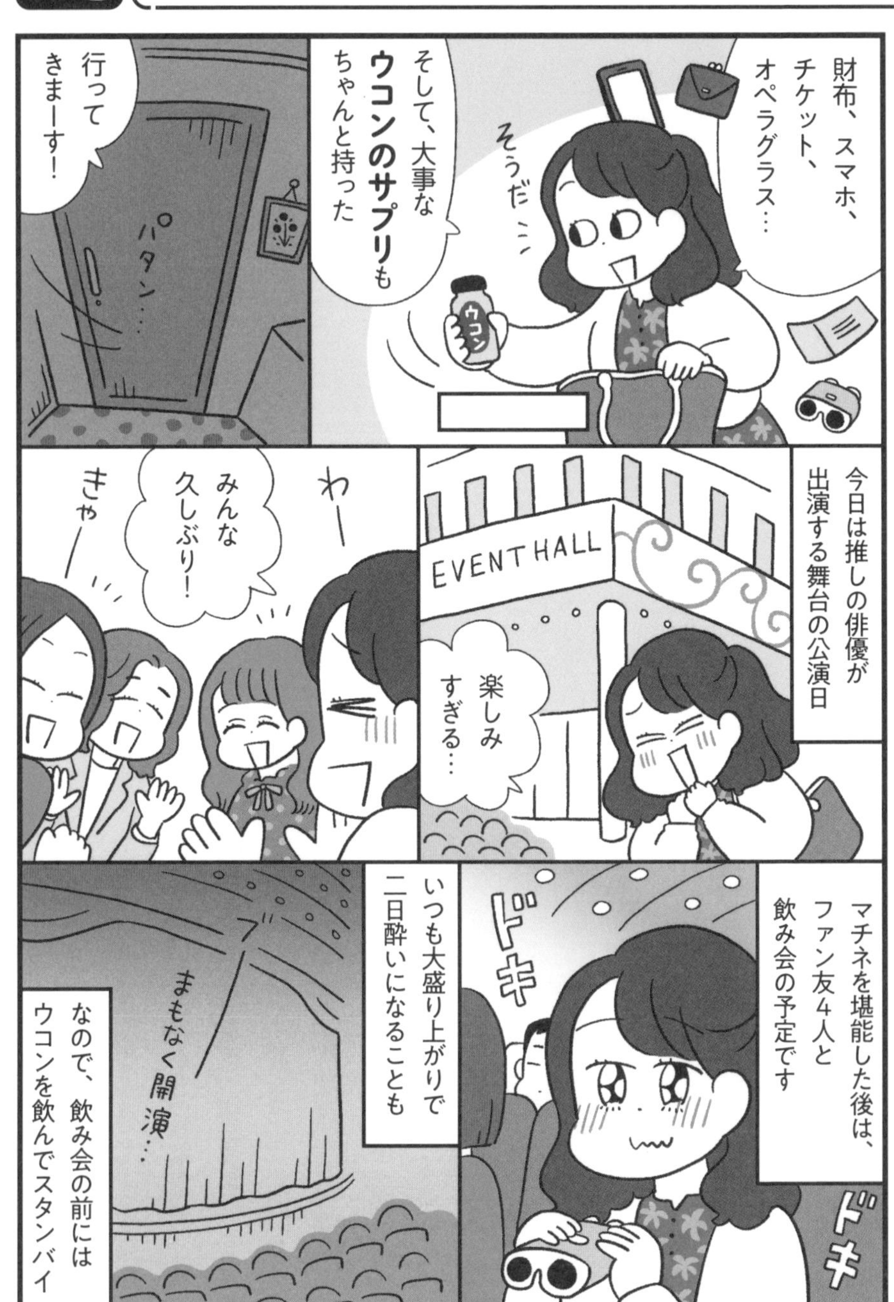

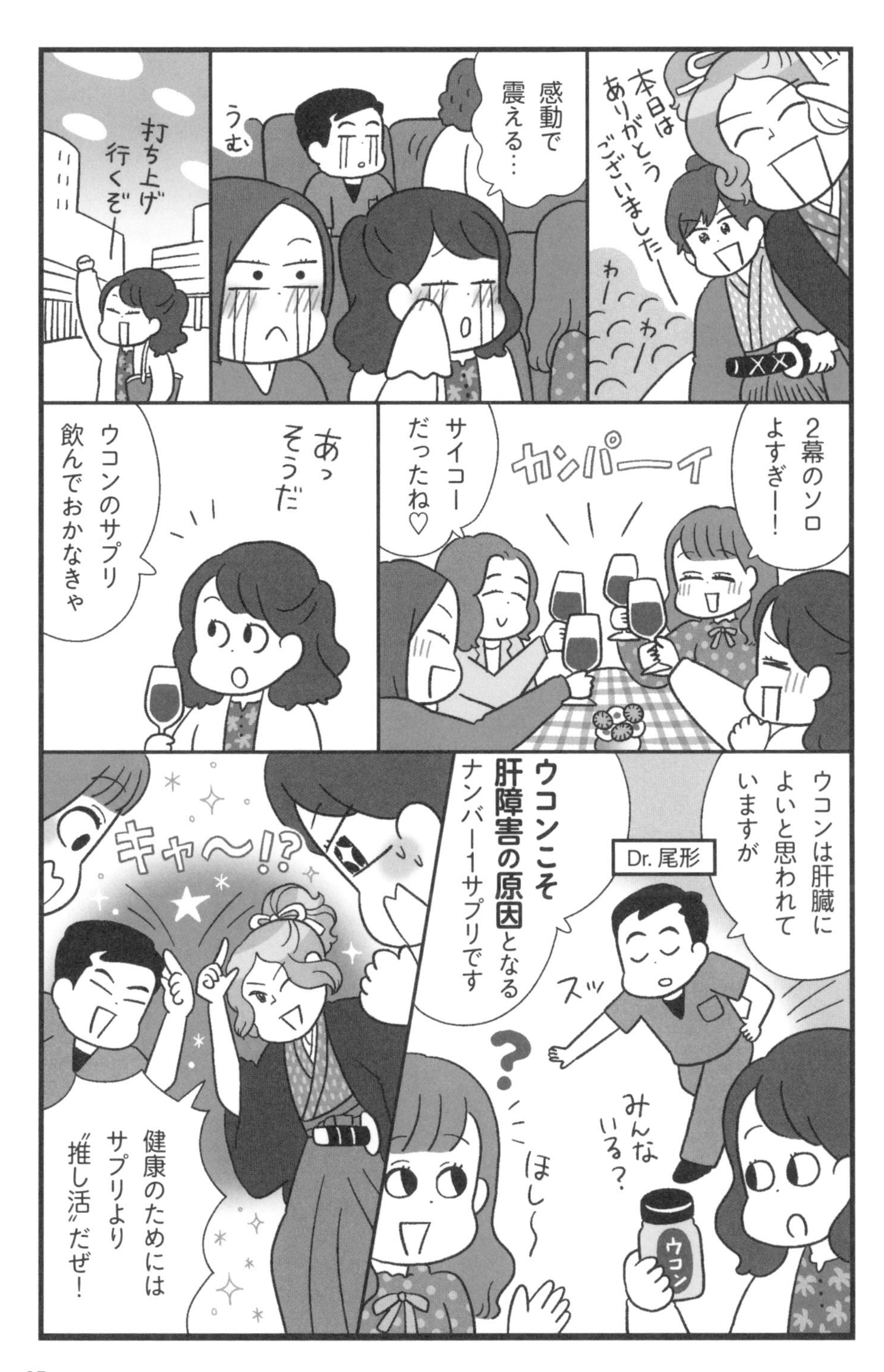
本日はありがとうございました―――
わー
わー
感動で震える…
うむ
打ち上げ行くぞ――
2幕のソロよすぎー！
カンパーイ
サイコーだったね♡
あっそうだ
ウコンのサプリ飲んでおかなきゃ
ウコンは肝臓によいと思われていますが
Dr. 尾形
ズッ
ウコンこそ肝障害の原因となるナンバー1サプリです
みんないる？
ウコン
ほし～
キャ～!?
健康のためにはサプリより〝推し活〟だぜ！

二日酔い対策のウコンがかえって肝障害を引き起こす

飲み会の前に、肝臓ケアを目的にウコンのドリンクやサプリメントを飲んで備える人はいませんか？　実は、その飲み会前のルーティンは、肝臓に負担をかけている可能性があります。

2005年、日本肝臓学会が民間薬や健康食品など、健康保険で承認されていないものによる薬物性肝障害の調査を実施しました。

その結果、**原因で最も多かったのがウコン**でした。2位のアガリクスを引き離して、全体の24・8％と断トツで高い結果になったのです（97ページ図）。

ウコンを飲んでいる人の多くは、飲酒量も多いと想定され、原因がウコンであるかを確実に突き止める方法はありません。ただ、少なくとも**ウコンによる二日酔い予防や肝機能改善などの効果を示す科学的根拠は十分ではありません**。私の外来では、肝臓への負荷を減らすために、サプリメント類は一切やめてもらっています。

ウコンに頼らず**二日酔いを予防するポイントは、血中アルコール濃度を上げすぎないこと**です。飲酒時はお酒と同量以上の水をこまめに飲んで、脱水を防ぎましょう。また、空腹でお酒を飲まないと、アルコールの吸収が緩やかになります。

飲んで帰ったらすぐに横になりたいでしょうが、可能なら我慢して、少し起きているほうがアルコールの分解が早まります。とはいえ、二日酔いの最善策は〝飲みすぎない〟ことに尽きますよ。

民間薬、健康食品による肝障害の起因薬物

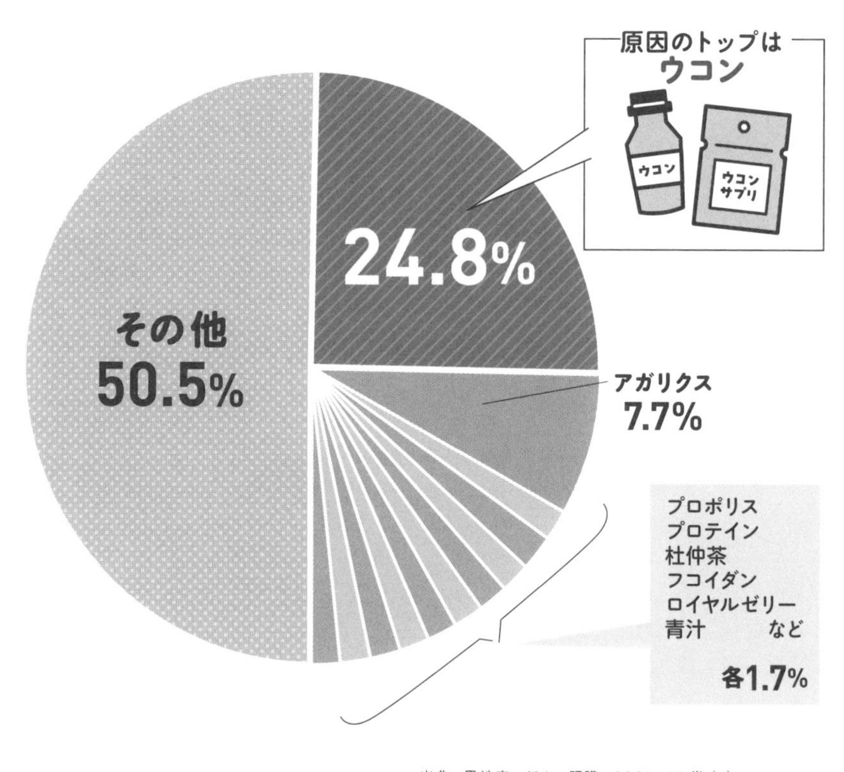

出典：恩地森一ほか．肝臓．2005; 46巻（3）:142-148.

二日酔いにならないために

- お酒と同量以上の水を飲む
- 空腹状態でお酒を摂取しない
- すぐに横にならない

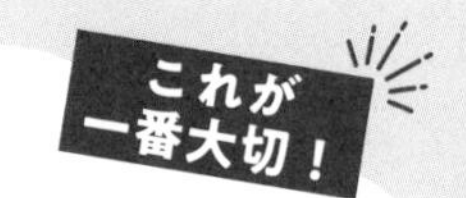

二日酔いに
なるまで
飲みすぎない

15 尿酸値が高く、ビールを控えて焼酎に？

あ゛
その日は突然、やってきた
よく飲む仲間にも経験者がいたが
激痛で歩けないのよ！
いやマジで
またまた〜
いくらなんでも大げさなと思っていた
健一（53歳）
しかし、誇張などではないと知った—
痛い、マジで痛い
ヒ〜ッ
激痛の中やっとの思いで病院へ
ハァ…
ハァ…
痛風発作ですね
とにかく痛い…
やっぱり…
振り返ると若い頃からしこたまビールを飲んできた
心当たりはある…
30代でガンマ値は3ケタ超え
体重も若いときと比べて15kg以上増えた
ぐ〜ん
γ-GTP＆体重
現在
40代
30代
20代
でも定期的に健康診断は受けてきているし
異常値は出てるけど…
健康診断結果
尿酸値 8.4

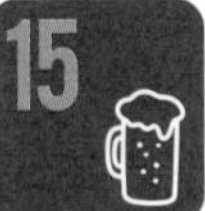

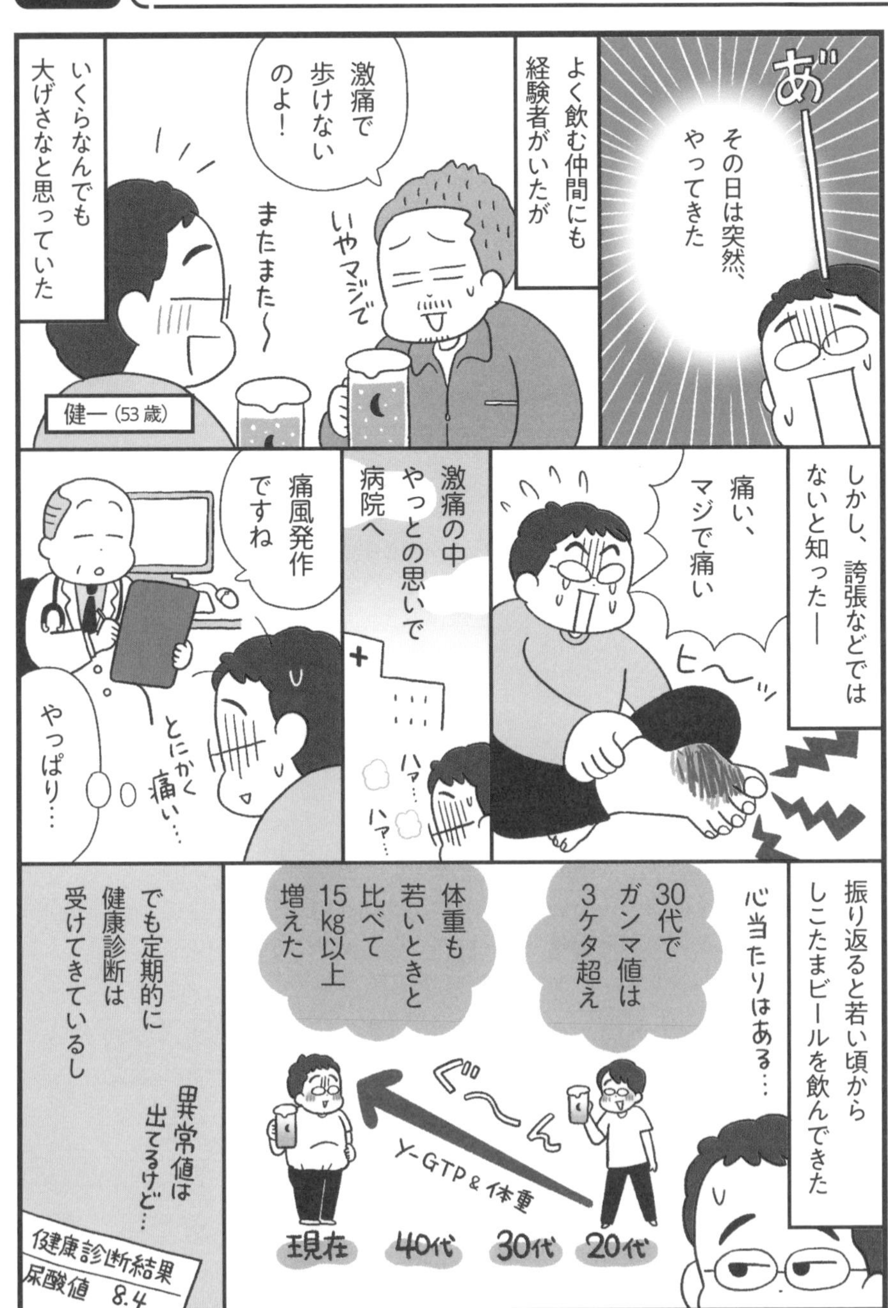

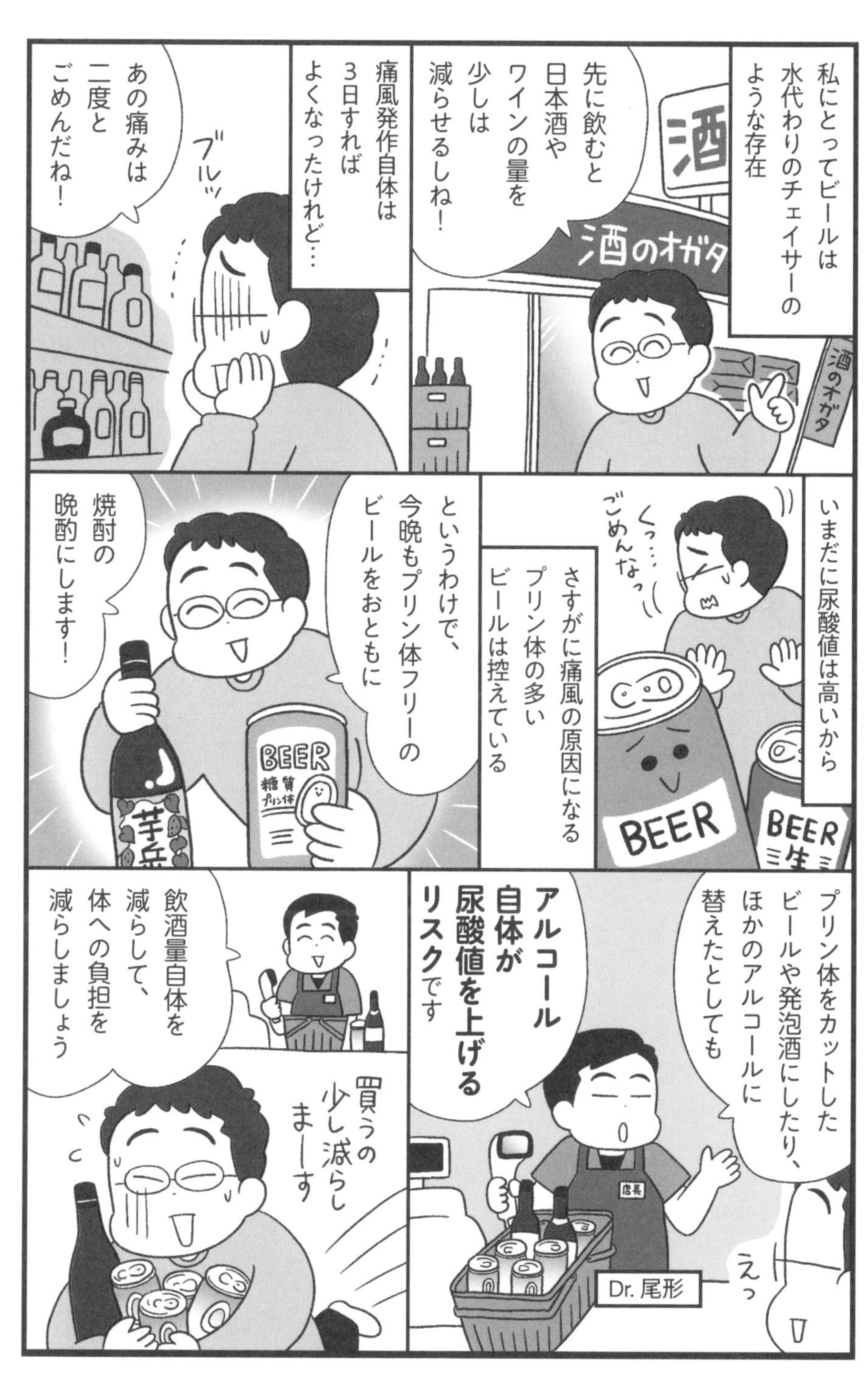
私にとってビールは水代わりのチェイサーのような存在
酒
酒のオガタ
先に飲むと日本酒やワインの量を少しは減らせるしね！
酒のオガタ
痛風発作自体は3日すればよくなったけれど…
ブルッ
あの痛みは二度とごめんだね！
いまだに尿酸値は高いから
くっ…ごめんなっ
さすがに痛風の原因になるプリン体の多いビールは控えている
BEER
BEER生
というわけで、今晩もプリン体フリーのビールをおともに
BEER 糖質 プリン体
焼酎の晩酌にします！
芋
プリン体をカットしたビールや発泡酒にしたり、ほかのアルコールに替えたとしても
アルコール自体が尿酸値を上げるリスクです
えっ
店長
Dr. 尾形
飲酒量自体を減らして、体への負担を減らしましょう
買うの少し減らしまーす

ビールだけでなく、すべてのお酒に尿酸値を上げるリスクあり

高尿酸血症と痛風発作の可能性

尿酸値（mg/dℓ）	区分	内容
9.0以上	高尿酸血症	痛風発作がいつ起きてもおかしくない
8.0〜9.0	高尿酸血症	痛風発作に注意する必要あり
7.0〜8.0	高尿酸血症	痛風発作が起こる可能性あり
7.0以下（6.0）	正常	痛風発作を起こす可能性はない

出典：日本痛風・核酸代謝学会ガイドライン改訂委員会『2019年改訂 高尿酸血症・痛風の治療ガイドライン第３版』（診断と治療社）より作成

風が吹くだけで痛いことから名付けられた「痛風」は、血液中の尿酸の濃度が高くなることが原因で起こります。尿酸値が７・０mg／dℓを超えると「高尿酸血症」と診断されます。

尿酸は古い細胞が分解されるときに作られる老廃物で、通常は尿や便とともに体外に排泄されます。しかし、体液に溶けにくい性質があり、何らかの原因で量が増えすぎたり、排泄する力が弱まると体内に蓄積します。

高尿酸血症は、診断される段階になっても、自覚症状がほとんど見られ

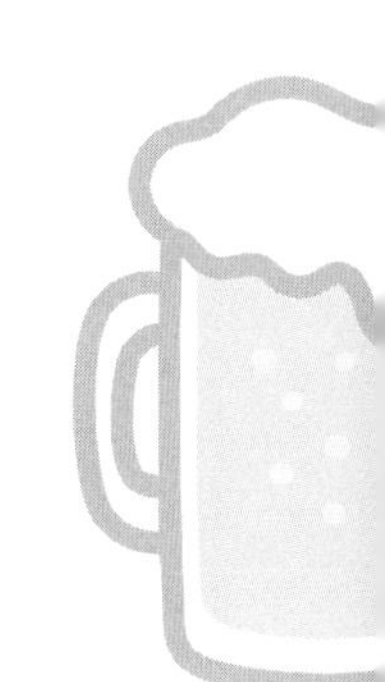

アルコール摂取量と痛風発症リスク

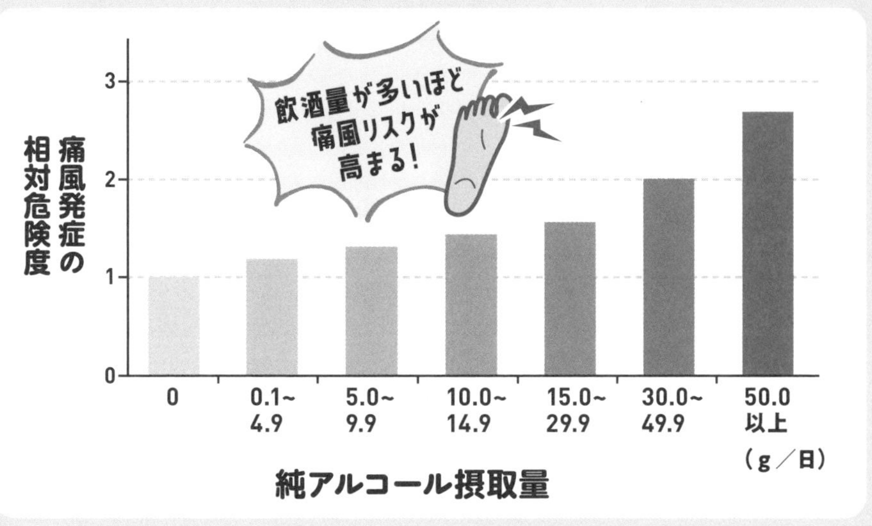

出典：Hyon K Choi,et al. Lancet. 2004;363(9417):1277-1281.

女性の痛風も増えているのでご用心!

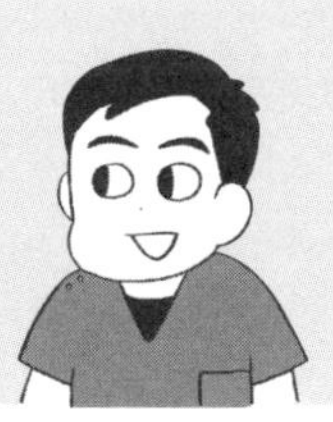

ません。その間に尿酸が増え続けると、体内のナトリウムと結びついて尿酸塩という結晶になり、足の関節などにたまります。そして、ある日突然、激しい痛みを伴う痛風発作を起こすのです。

痛風の原因として知られるプリン体※の摂りすぎはよくありませんが、食べすぎや飲みすぎ、運動不足などで肥満になるとリスクが高くなります。

プリン体と聞いて、お酒好きな人が思い浮かべるのはビールでしょう。とはいえ、**焼酎やプリン体ゼロの発泡酒なら大丈夫というのは間違いです。お酒自体が尿酸値を上げるリスク**です。

1日50g以上の純アルコール量を摂取する人は、まったく飲酒しない人と比べて、痛風発作を起こす確率が2・5倍以上という報告があります（上図）。

※プリン体…細胞の核にある核酸の主成分。肝臓で代謝されて尿酸になる。

ノンアルコールビールテイスト飲料に含まれるプリン体は少ない

ビール系飲料のプリン体含有量

普通のビール

100mℓ当たり
約3.3〜6.9mg

350mℓ缶なら
約11.6〜24mg

ノンアルコールビール

100mℓ当たり
約0〜3.5mg

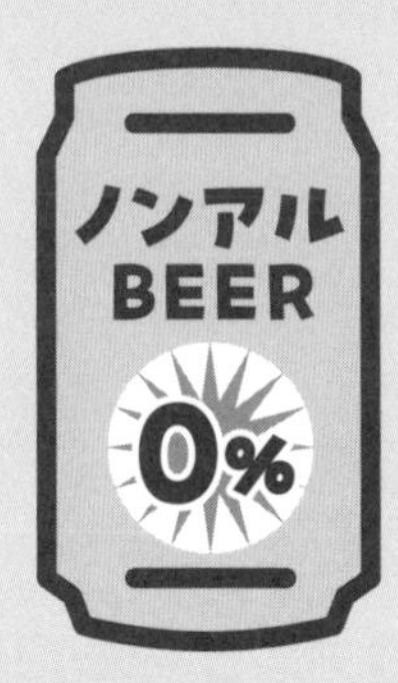

350mℓ缶なら
約0〜12.3mg

出典：（公財）痛風・尿酸財団ウェブサイト、編集部調べ

プリン体だけでなく、アルコール自体が高尿酸血症のリスクです。尿酸値が高い人は、摂取するアルコールの量を減らすことが、尿酸値を下げて痛風を予防する最善策になります。

そこで、ビール党の人には、ぜひノンアルコールビールテイスト飲料の活用をおすすめします。缶ビール350mℓ缶1本で終えられない人は、2本目からはノンアルコールビールテイスト飲料にスイッチしましょう。摂取するアルコール量はもちろん、プリン体の含有量も少なくて一石二鳥です。

※イラストに記載している「ノンアル BEER」は、正式には「ビールテイスト飲料」です。

食べすぎに注意

プリン体が多いおつまみ

- もつ煮
- レバ刺し
- レバー串
- あん肝の酒蒸し
- 白子ポン酢
- かつおの刺身
- 魚の干物

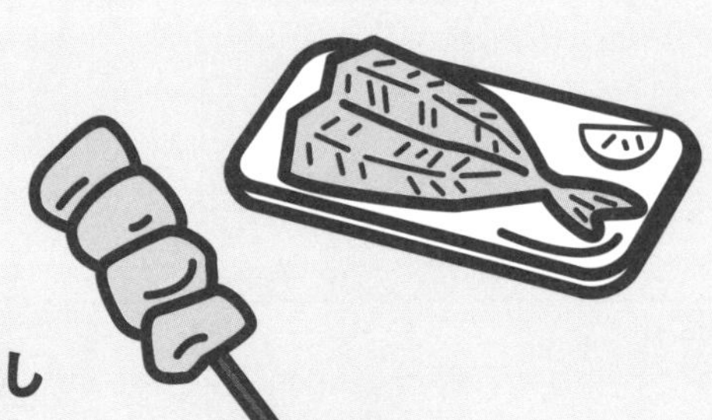

そのほか…

プリン体とは別に、
揚げ物は
高カロリーなので、
尿酸値を上げやすい。

出典：日本痛風・核酸代謝学会ガイドライン改訂委員会
『2019年改訂 高尿酸血症・痛風の治療ガイドライン第3版』（診断と治療社）より作成

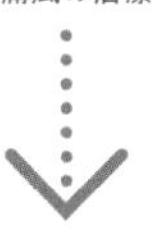

尿酸値を気にする人は高プリン体食品の量を減らして

尿酸値が高い人は、食事からのプリン体摂取を1日400㎎以下に抑えることが推奨されています。プリン体は細胞の核に存在します。そのため、レバーや白子のように、細胞分裂が盛んで、細かな細胞が集まる部位の食品に多く含まれます。肉や魚などのタンパク源にも多いので、避ける必要はありませんが、摂りすぎには注意しましょう。

16 「アル中じゃない？」って言われるけど…

アポ通りに営業先に行ってはいるが
では失礼します
ん
大輔（49歳）
そんなに商談はうまくはいかない
契約は？
事務所に戻ったら、またどやされるなぁ…
ハァ…
いつ頃からだろう酒を飲まないと帰社できなくなった
こっそり持ち歩いているのだ
whisky
ちょっとなら顔には出ないし
飲まなきゃやってられないよなー
多分、誰にも気づかれていないはずだし
ぐびっ
だが、妻には休日の昼間に酒を飲んでいる姿を目撃されてから
アル中なんじゃないの？
こんな昼間から…
妻（48歳）
WHISKY
ことあるごとにとがめられている
でも、アル中って
手が震えたり
仕事ができなくなったりするんだろ？
はて
さすがにそこまでのレベルではない…

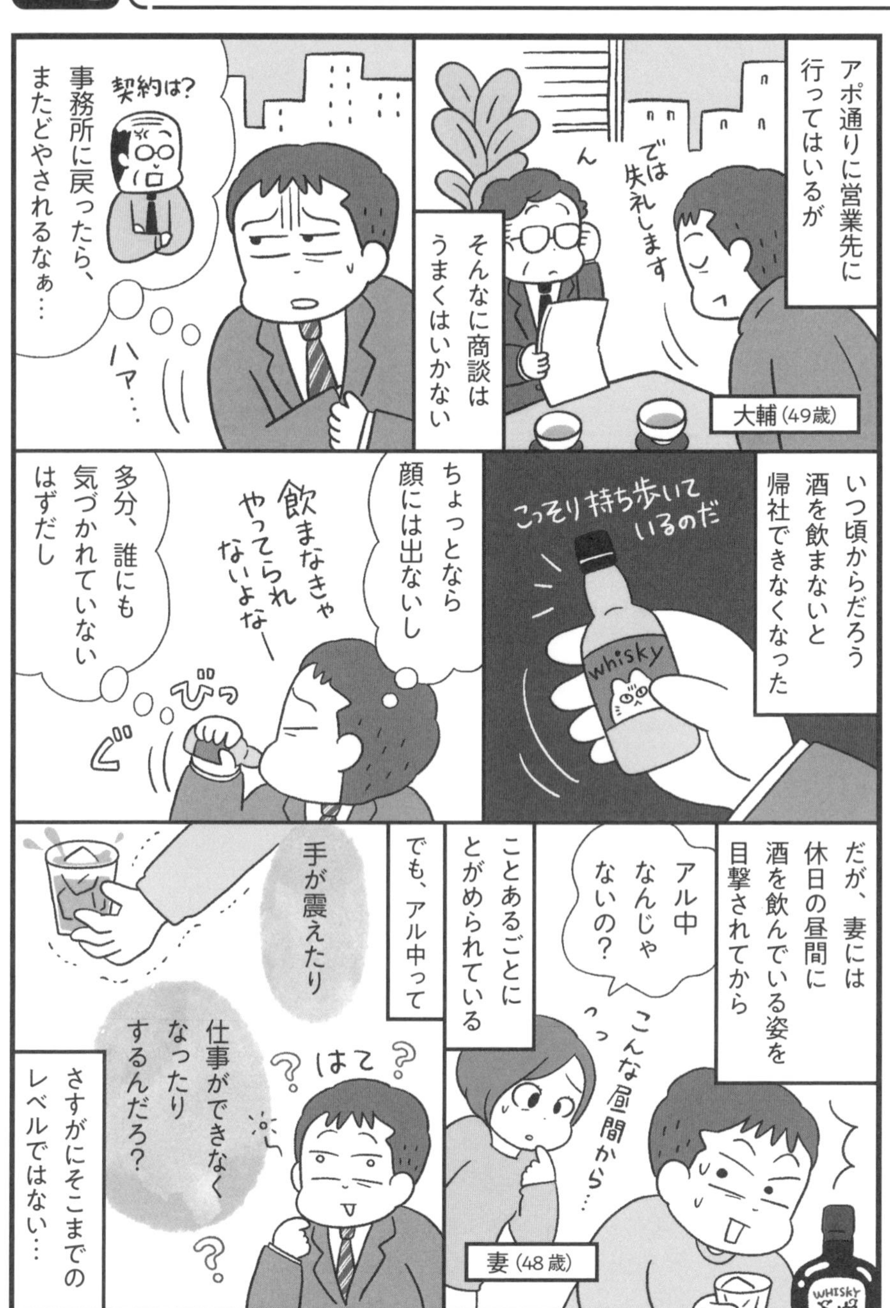

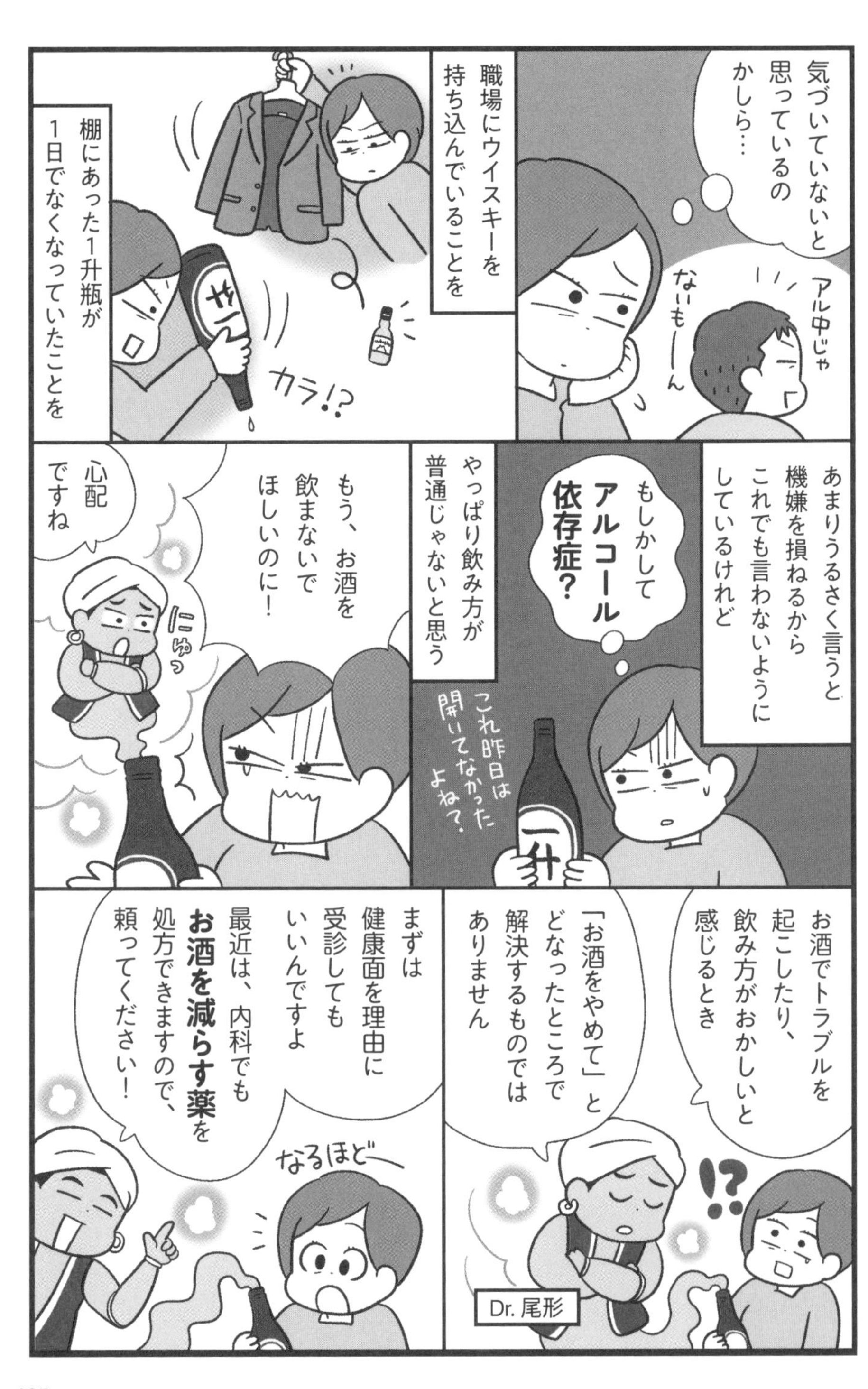

気づいていないと思っているのかしら…
アル中じゃないも――ん
職場にウイスキーを持ち込んでいることを
棚にあった1升瓶が1日でなくなっていたことを
カラ!?
あまりうるさく言うと機嫌を損ねるからこれでも言わないようにしているけれど
もしかしてアルコール依存症?
これ昨日は開いてなかったよね?
一升
やっぱり飲み方が普通じゃないと思う
もう、お酒を飲まないでほしいのに!
心配ですね
にゅっ
お酒でトラブルを起こしたり、飲み方がおかしいと感じるとき
「お酒をやめて」とどなったところで解決するものではありません
!?
Dr.尾形
まずは健康面を理由に受診してもいいんですよ
最近は、内科でもお酒を減らす薬を処方できますので、頼ってください!
なるほど――

大切な人の飲み方がおかしいときは健康チェックを理由に医療機関へ

適量の飲酒をすると多幸感に包まれたり、ふわっとしたいい気分になったりするなど、心地よい感覚になれます。すると、その感覚に引きずられて飲酒量が増え、多量飲酒が習慣化することも。そうなると**お酒への依存度がますます強くなり、心身にさまざまな問題が起こってきます。これが、「アルコール依存症」**です。

アルコール依存症は、強烈な飲酒欲求が起こり、飲酒量のコントロールがきかないという精神症状のほか、アルコールが体から抜けると手指の震えや発汗などの離脱症状が起こるといった身体症状が見られることもあります。

中年男性の病気と思われがちですが、20～30代の若い世代や女性、高齢者にも広がっています。ごく普通のビジネスパーソンにもアルコール依存症の人はたくさんいて、実は身近な病気なのです。

アルコール依存症の治療の根本は、心理・社会的治療が基本で精神科分野が専門です。しかし、依存症の疑いのある人は自分ではなかなか依存を認められないこともあり、精神科の門をたたくのはハードルが高いことも確かです。

家族や身近な人の飲み方が普通ではないと感じたら、**本人を責めたりせずに、健康チェックのためと言って肝臓専門医のいる医療機関での受診を促してください。健康面から少しずつ減酒し、シラフの時間を増やすことが依存症治療の一歩**です。

依存症予備軍のチェック項目

1

☑ **週4回以上**飲みますか?

2

☑ この1カ月に、
飲み始めるとやめられなかったことが
ありますか?

3

☑ この1年に、
飲酒量を減らすように
家族・友人・医療従事者から
言われたことはありますか?

↓

あなたの大切な人が
1つでも当てはまるなら

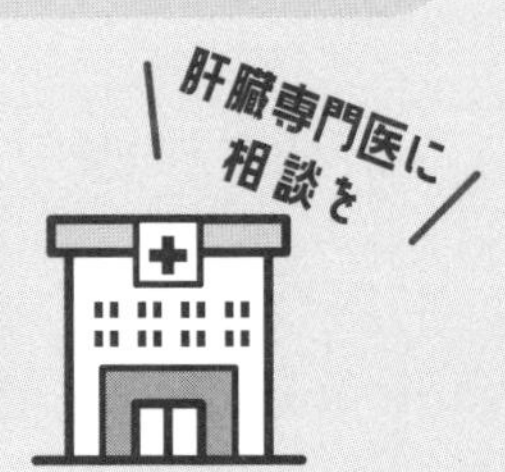

責めたり、
説教したり
しない

健康チェック
のために
受診を促す

減酒をサポートする アルコール依存症の最新治療薬

アルコール依存症の最新治療薬

飲酒量低減薬

セリンクロ®
（一般名：ナルメフェン塩酸塩水和物）

2019年発売

飲酒する1～2時間前に服用すると、中枢神経に作用して、飲酒してもアルコールによる多幸感が軽減されるため、飲酒量が減少します。

断酒補助剤

レグテクト®
（一般名：アカンプロサートカルシウム）

2013年発売

断酒時の不快感を軽減するとともに、飲酒したくなるような刺激による飲酒への渇望感が起こるのを抑える効果があります。

出典：各治療薬の添付文書などをもとに作成

一部の内科でも
処方してもらえる

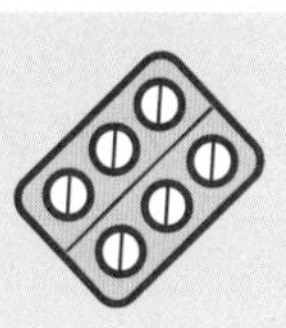

私は肝臓専門医で、アルコール依存症の専門医ではありませんが、アルコールが肝障害のおもな原因になっている方には、食事療法に加えて、薬物療法を行っています。

長年、断酒だけが治療の目標とされてきたアルコール依存症ですが、最近は**飲酒を減らす減酒をサポートする新しい薬「セリンクロ」**が登場して、私の外来でも処方しています。

アルコール依存による肝障害がある方は、ぜひ肝臓専門医を受診して、減酒薬の内服を相談してみてください。

年齢とともに水分量が減少

高齢者のアルコール依存が増加

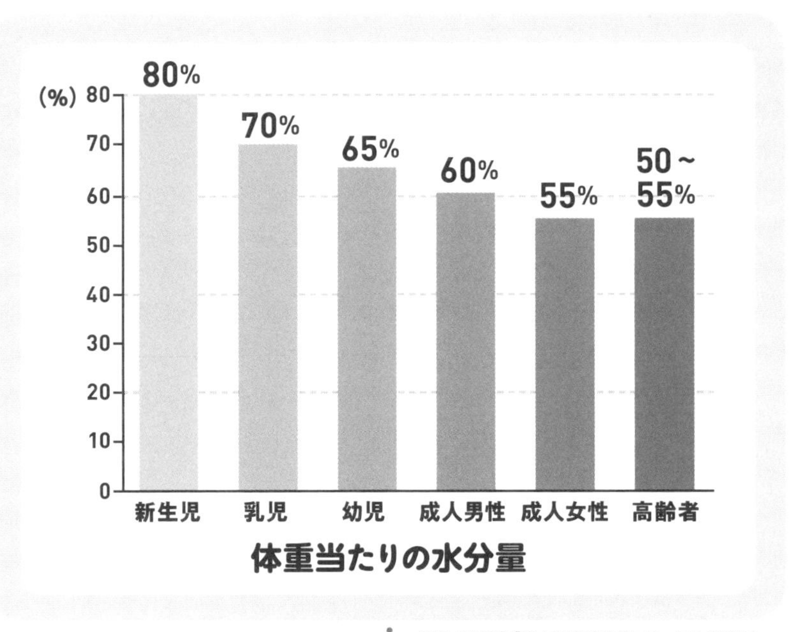

出典：環境省『熱中症環境保健マニュアル 2022』

加齢とともにお酒に弱くなるのは本当

年とともにお酒に弱くなるのは、気のせいではありません。年齢を重ねると肝機能が低下して、アルコールを代謝するスピードが遅くなります。すると、同量の飲酒をしても、血中アルコール濃度が高くなりやすいのです。加えて、加齢によって体内の水分量が低下していることも酔いが早まる要因です。若い気持ちのままで飲みすぎるのは危険です。

COLUMN

シラフがクール！

飲まないライフスタイルと酒造メーカーの戦略

欧米を中心に、体質的にアルコールを受け付けないわけではないのに、あえてお酒を飲まない「ソバーキュリアス」という考え方が、昨今、支持されています。

ソバーキュリアスとは、「sober（シラフ）」と「curious（好奇心）」を組み合わせた造語で、お酒を飲める人があえて飲まない、あるいは少量しか飲まないスタイルを指します。そして、それを実践する人が「ソバキュリアン」です。

日本の若者にもソバキュリアンが増加中で、生活習慣病のリスクを高める量の飲酒をする割合は20代男性で6.4%、女性5.3%と、他の年代と比較して極めて低くなっています※。

こうした流れを受け、酒造メーカーはノンアル、微アル飲料の開発にも力を注いでいます。加えて250mℓや135mℓ缶といったミニサイズのビール缶を展開するなど、ニーズに合わせた商品展開を拡大中。飲み方にも多様性が広がる時代です。

※厚生労働省「令和元年 国民健康・栄養調査報告」

微アル
BEER
飲む人も飲まない人も
自由に選べる時代に

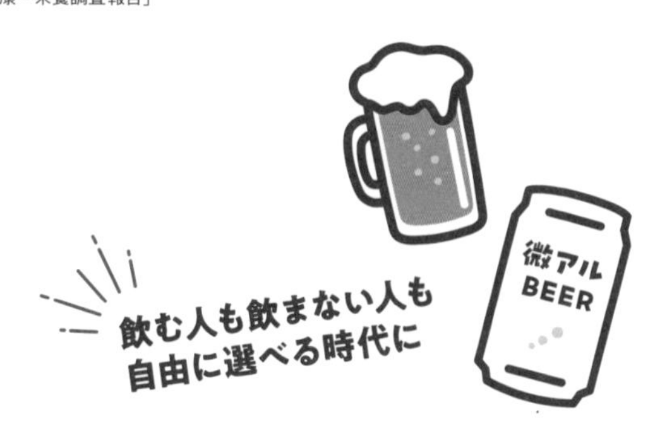

PART 2

甘いものを一生楽しめる食べ方

01 コンビニはスイーツ天国

私の担当業務は経理
これお願いしゃーすっ
社員が提出してくる経費精算用の領収書やレシートに日々、目を光らせている
軽減税率のと通常の精算がごちゃ混ぜになってる…
こっちは先月締めの分じゃ…
宛名も書いてないし
貴史（47歳）
決まりを守らない社員がいて本当に手がかかる
あ〜〜もうっ
毎回、注意しているのに…
と、人のレシートには厳しいが自分のレシートには甘い
いや、"甘いもの"だらけだ
お先に失礼します
今日もよく働いたなー
24
コンビニ24
おにぎりSALE
おっと！今日はこっちこっち
NEW
チョコチップ
チーズケーキ
新作スイーツの発売日だ！
コンビニ365
チーズケーキ

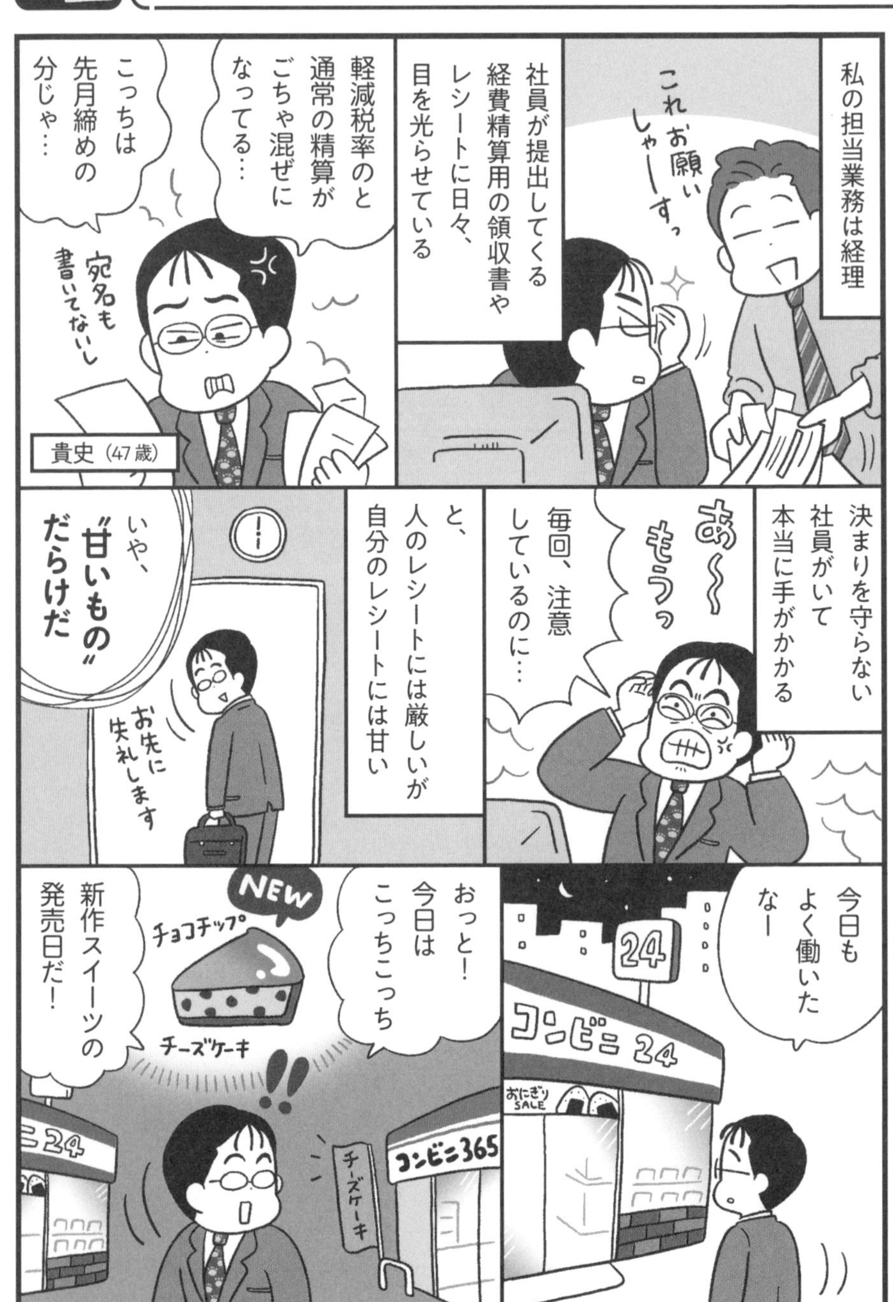

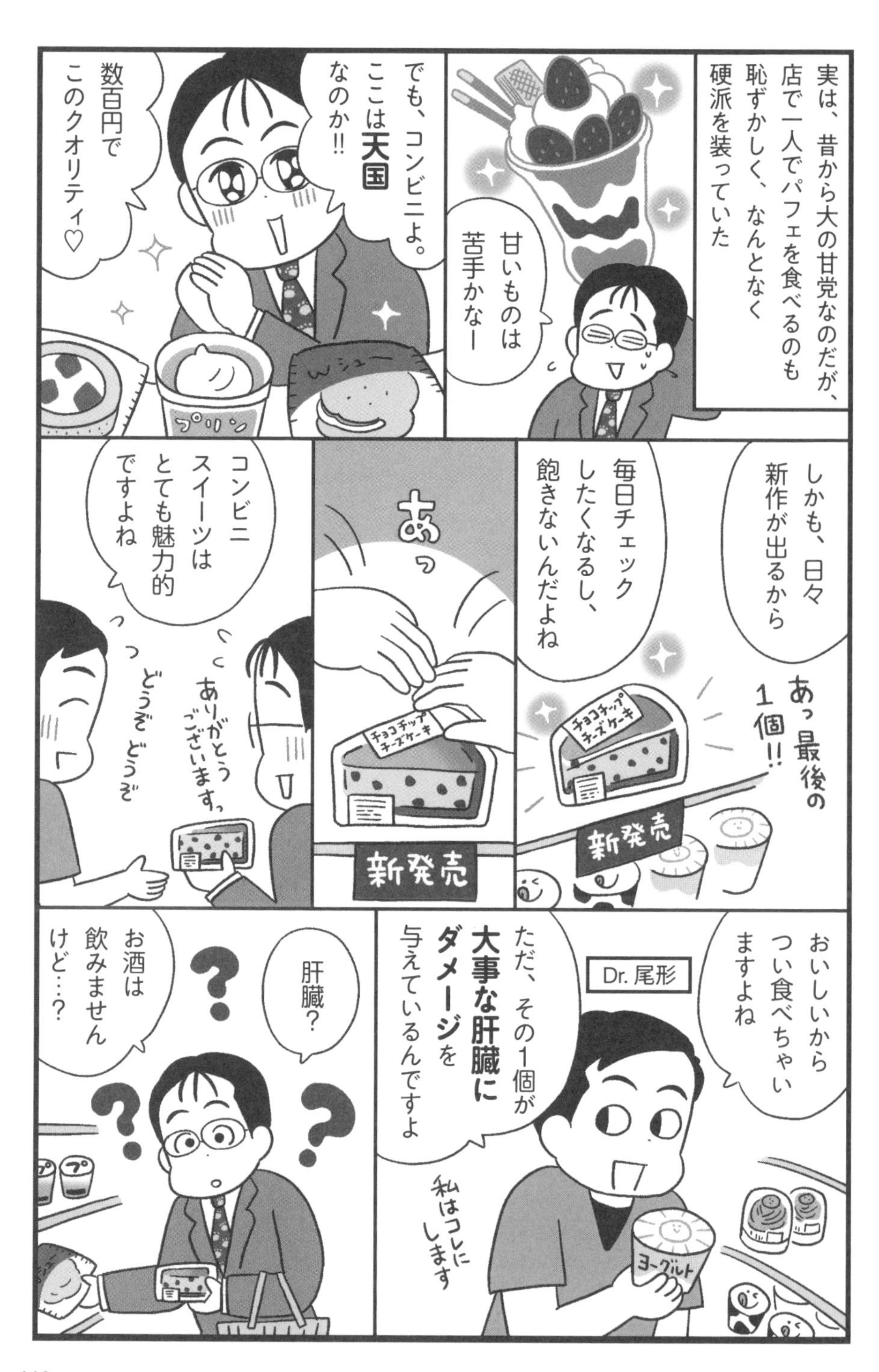
実は、昔から大の甘党なのだが、店で一人でパフェを食べるのも恥ずかしく、なんとなく硬派を装っていた
甘いものは苦手かなー
でも、コンビニよ。ここは天国なのか!!
数百円でこのクオリティ♡
Wシュー
プリン
しかも、日々新作が出るから
毎日チェックしたくなるし、飽きないんだよね
あっ最後の1個!!
チョコチップチーズケーキ
新発売
あっ
チョコチップチーズケーキ
新発売
コンビニスイーツはとても魅力的ですよね
ありがとうございますっ
どうぞどうぞ
おいしいからつい食べちゃいますよね
Dr. 尾形
ただ、その1個が大事な肝臓にダメージを与えているんですよ
私はコレにします
ヨーグルト
肝臓?
お酒は飲みませんけど…?

いつでも甘いものを食べられる環境は つい最近のこと

脳は本能的に甘いものが好き
とろ～り
高糖質
高脂質
あま～い
フワフワ
高カロリーでてっとり早く
幸せを感じられる
口福な食べもの

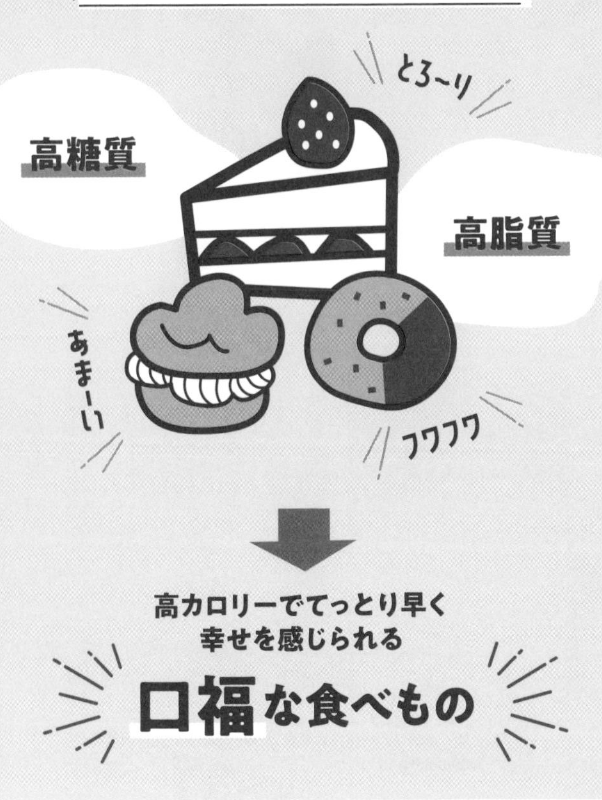

甘みを好み、苦みを嫌うのは、長い年月をかけて獲得してきた私たちの遺伝子がそうさせる本能です。「なぜ、甘いものを食べてしまうのか？」という疑問に対し、相田みつを先生の言葉をお借りして回答するなら、「にんげんだもの」ということになります。

人間は生きるために、太古の昔からエネルギー源となる食べ物を求めて行動してきました。狩猟・採集時代は、自分たちで木の実を採り、獣の肉や魚介類を獲得して暮らしていました。それが、200万年ほど前のことです。

食べ物の変化に体はついていけない

現代
ハンバーガー、
ラーメン、
アイス
など

現代は小さくても高カロリーな加工食品やコンビニスイーツなどが手軽な日常食に。こうした食べ物の変化に体は適応できず、脂肪が増えるのです。

200万年前…
木の実、
貝、
獣の肉
など

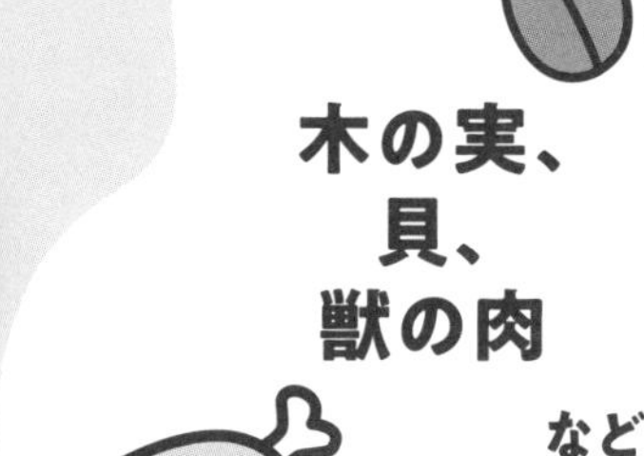

狩猟生活を送っていた時代は、食べ物を得るためにエネルギーを使う上、木の実や肉、魚など、消化に時間のかかる食品を食べていました。

1万年前になって、はじめて農耕や牧畜が開始されます。そして月日が流れて、現代の私たちがあります。便利なコンビニが日本で最初に誕生したのは、ほんの50年ほど前のことです。

人類の長い歴史の大半は、飢餓（きが）との闘いでした。そのため、私たちの体は飢餓に対抗できる力を備えています。エネルギー源になる高カロリーな食べ物に対して、脳は快楽物質のドーパミンを増やし、たくさん食べるように司令を出すのもその仕組みのひとつです。

カロリー密度が高い、高脂肪、高糖質、高タンパク質、甘み、塩み、肉のようなうまみは、人間が先天的に好きな食品の特徴です。甘くて高カロリーなコンビニスイーツに飛びつくのは、ある意味仕方がないことなのです。

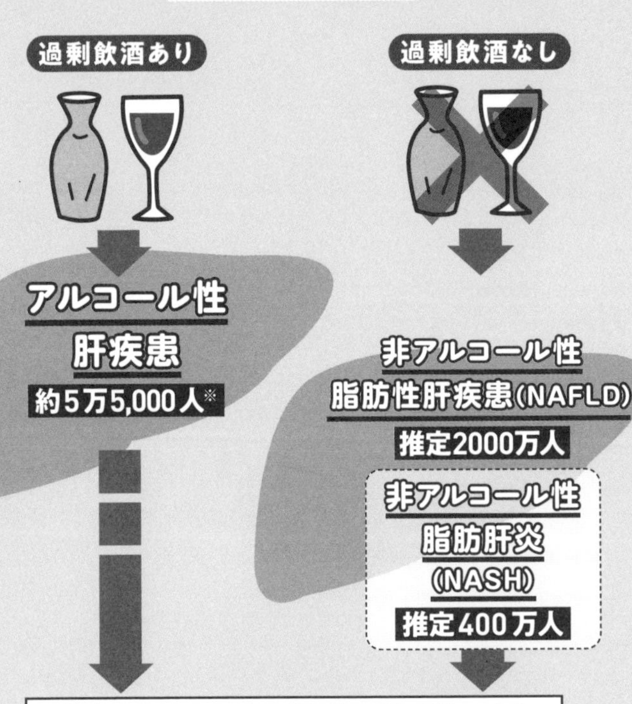

※厚生労働省「令和２年患者調査　傷病分類編（傷病別年次推移表）」

お酒よりも深刻？ 非アルコール性脂肪性肝疾患が増加中

脳が甘いものを要求する一方で、体は糖質や脂質の摂りすぎで脂肪を増やし、あらゆる健康トラブルが生じるようになっています。その代表が、**本来は脂肪をためる場所ではない"肝臓"に脂肪がたまる「脂肪肝」です。**

過剰な飲酒による「アルコール性脂肪肝（24ページ）」だけでなく、**飲酒をしなくても肝臓に脂肪が蓄積する「非アルコール性脂肪性肝疾患（NAFLD）」が増えています。**人間ドックを受けた人の20～30％に認められ、**約2000万人が罹患している**と

米国の肝移植患者の原因疾患

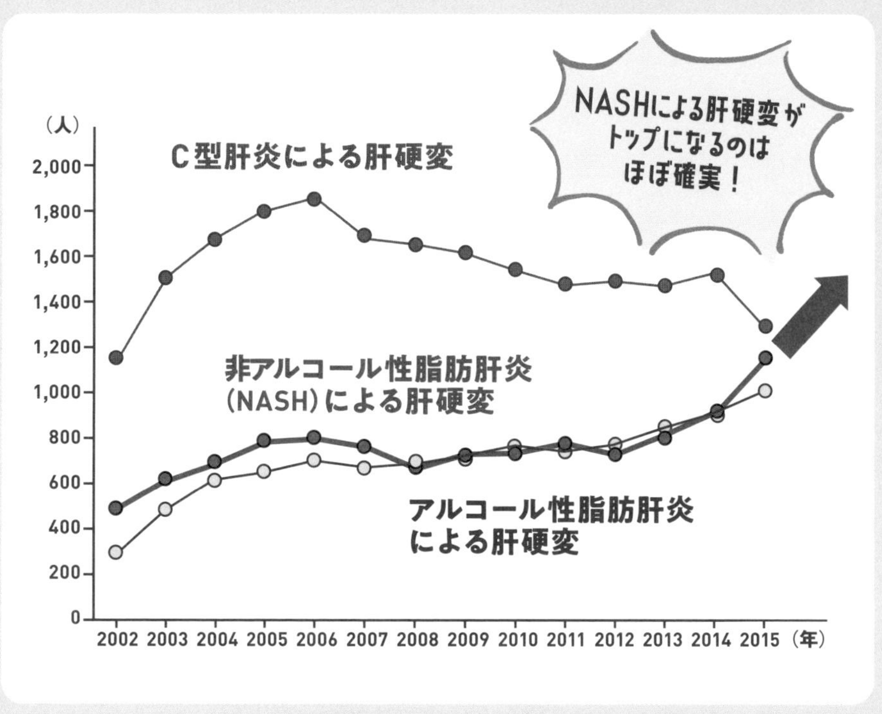

出典：David Goldberg,et al. Gastroenterology. 2017;152（5）:1090-1099.

推計されています。

NAFLDのうち、**脂肪沈着とともに炎症や線維化（＝硬くなって機能が低下）が起こる「非アルコール性脂肪肝炎（NASH）」になると、5〜20％は肝硬変へ進行する危険があります。**

米国では非アルコール性脂肪肝炎から肝硬変になった肝移植患者が急増し、C型肝炎を抜いて、トップになることが確実視されています（上図）。肝移植が必要ということは、〝自分の肝臓では生きていけない〟ということです。**非アルコール性脂肪性肝疾患のおもな原因は、糖質の摂りすぎ**です。〝映える〟スイーツにも大量の糖質が含まれるので、無自覚に食べ続けるのは危険です。ご飯や麺、パンも糖質量が多い食品なので、量を減らしたいですね。

02

作業に疲れた後のご褒美スイーツ♥…？

午前中は
打ち込み作業
全集中
カタ
カタ
カタ
カタ
カタ
カタ
カタ
加奈子（45歳）
やっと
終わった！
ふう〜
あと30分もすれば
外出中の
営業社員が戻ってきて
見積書
作っておいて
急ぎで
契約書の確認
お願いします
また、いろいろと仕事を
頼まれちゃうんだよね
その前に午前中
がんばったその
ご褒美スイーツ♡
ガラッ
これがないと
お昼まで
もたないのよね〜
今日はコレ!!
ストレスと
闘うアナタへ
BITTER
CHOCO
よし、
ランチまでの
あとひと仕事
がんばろ〜
ぱくっ

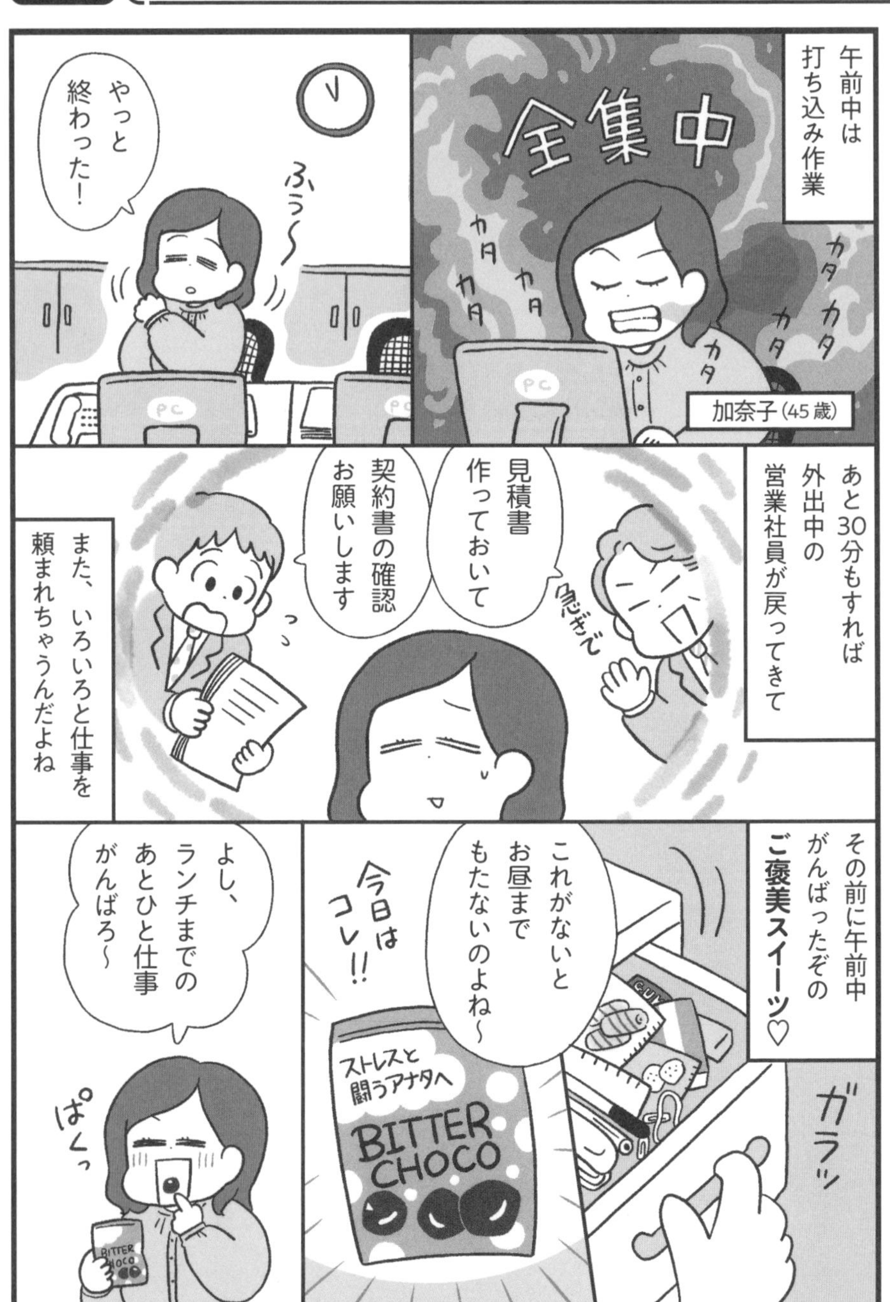

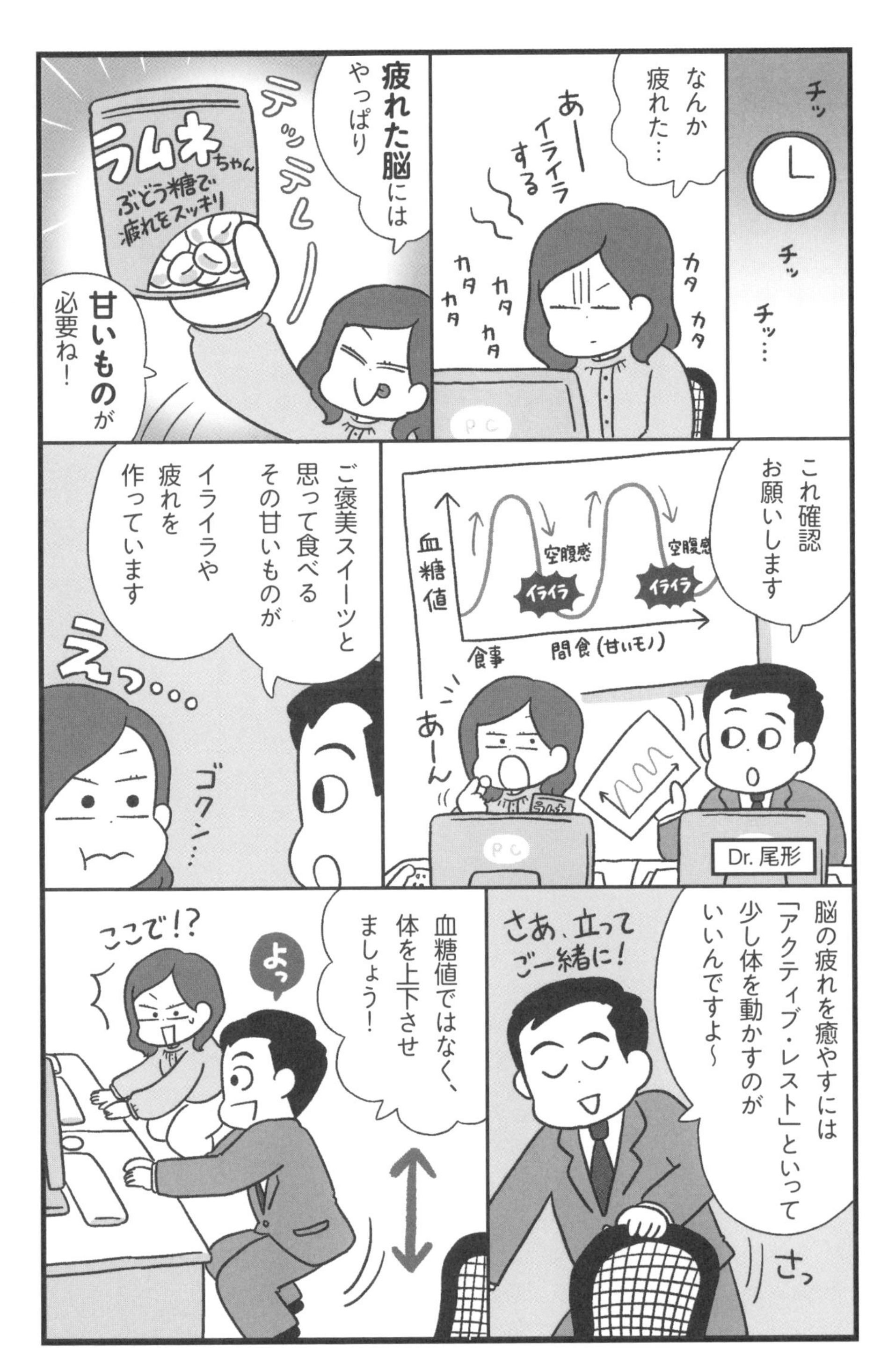
チッ
チッ
チッ…
なんか疲れた…
あーイライラする
カタ カタ
カタ カタ
カタ カタ カタ
やっぱり疲れた脳には
甘いものが必要ね！
テッテレー
ラムネちゃん
ぶどう糖で疲れをスッキリ
これ確認お願いします
血糖値
空腹感
イライラ
空腹感
イライラ
食事
間食（甘いモノ）
あーん
うんち
Dr. 尾形
ご褒美スイーツと思って食べるその甘いものがイライラや疲れを作っています
えっ…
ゴクン…
脳の疲れを癒やすには「アクティブ・レスト」といって少し体を動かすのがいいんですよ～
さあ、立ってご一緒に！
さっ
血糖値ではなく、体を上下させましょう！
ここで!?
よっ

「甘いものを食べると疲れがとれる」というのはウソ

パソコン作業や家事などのタスクに集中していれば、誰でも疲れを感じることでしょう。そんなときに口にしがちなのが、甘いものです。確かにブドウ糖は脳のエネルギー源になるため、脳からは甘いものを欲する司令が出ます。しかし、それによって体がどうなるかご存じでしょうか。

空腹時に甘いものを食べれば、血液中に糖が増えて血糖値が急激に上がります。すると、すい臓からは血糖値を下げるホルモンのインスリンが分泌されて、血糖値を下げます。インスリンにはもう1つ重要な働きがあります。細胞内に十分な糖があるとき、糖を中性脂肪に変えて体内に蓄えるのです。

さらに急上昇した血糖値を速やかに下げるため、インスリンの分泌量も過剰になって、今度は急激に血糖値を降下させます。すると血糖値が下がりすぎて低血糖になり、空腹感が湧き出して、また甘いものが欲しくなる悪循環が起こるのです。

それだけではありません。低血糖状態では、疲労感が強くなったり、イライラが強くなったりもします。つまり、**疲れをとるはずの甘いものが、再び疲れを呼び起こす**のです。

こうして、「疲れたから」「がんばったから」とご褒美のスイーツを食べると、疲れは増すことに。脳の疲れを癒やすのは、甘いものではなく、リフレッシュできる軽い運動です（123ページ）。

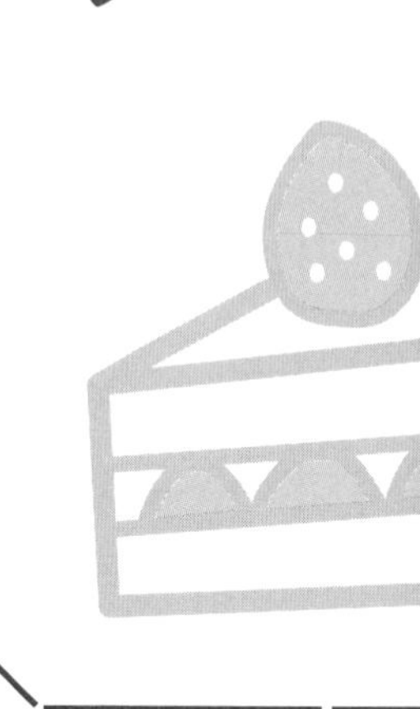

甘いものが疲労感を大きくする

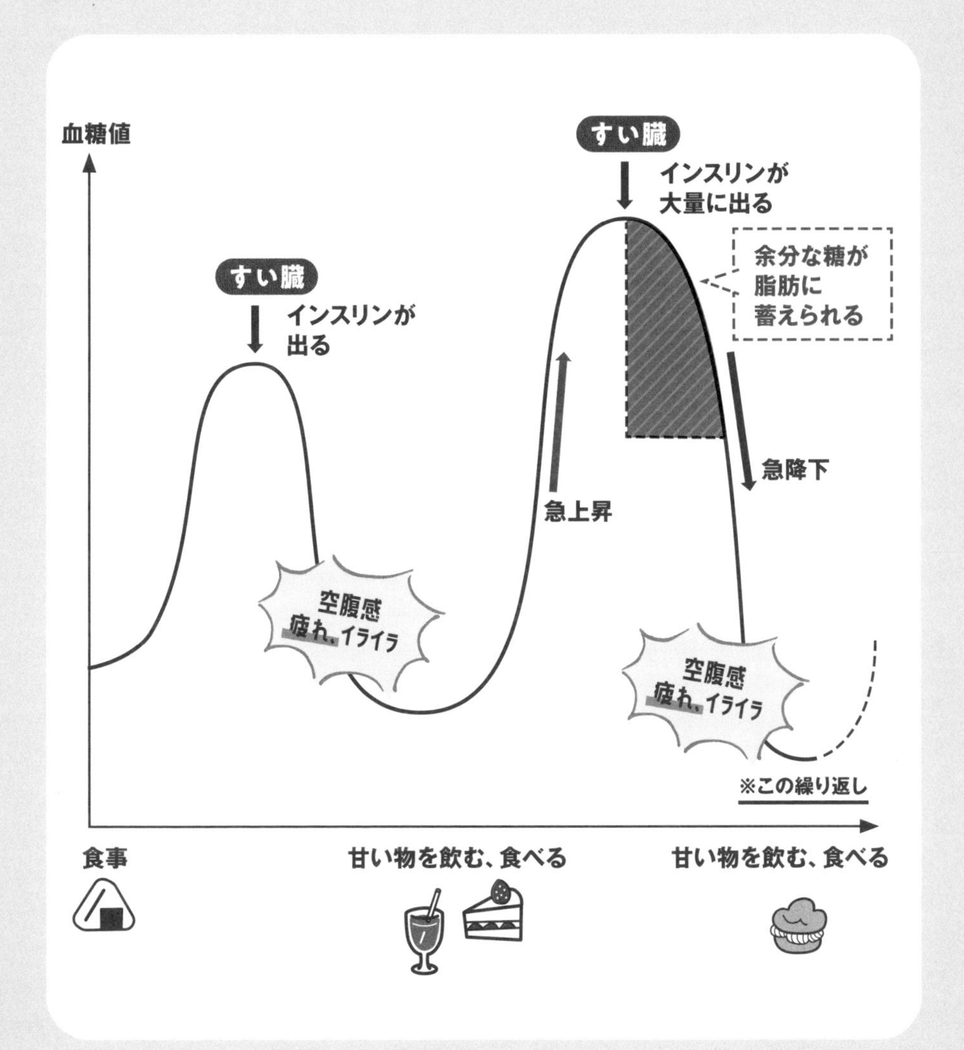

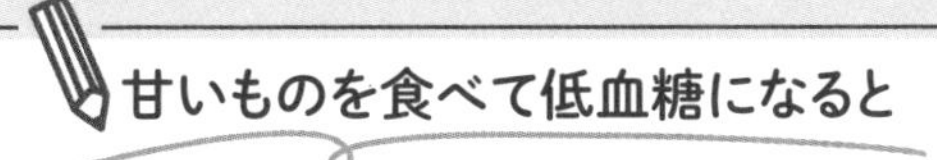

- 空腹感で甘いものへの欲求が強くなる
- 疲労感が大きくなる
- イライラや攻撃的な感情が強くなる

疲労回復のエナジードリンクで肝臓はかえって疲れる

危険なエナジードリンクの飲みすぎ

高濃度のカフェイン

短時間に過剰摂取すると、不眠、動悸、興奮、下痢、吐き気が起こることも。

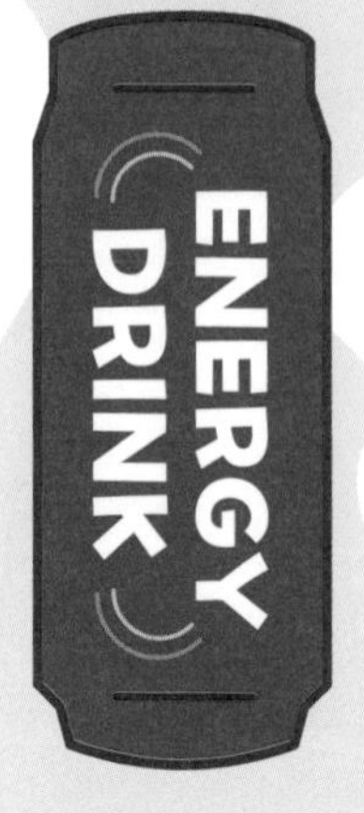

糖分

過剰摂取で高血糖、脂肪肝、肥満のリスクが上がる。

＝

約9本分

シュガースティックに（1本＝3g）換算すると

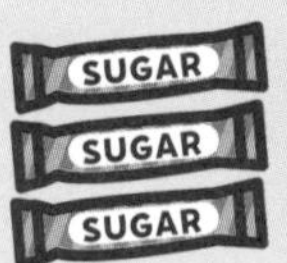

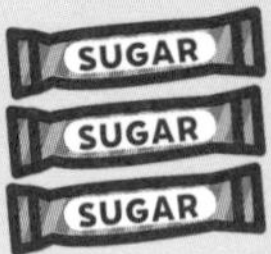

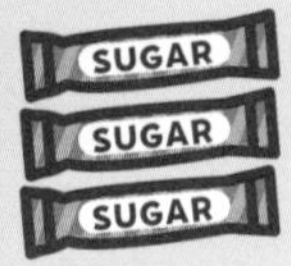

※商品によって異なる。

エナジードリンクを飲む習慣のある人もいるでしょう。エナジードリンクには、眠気覚まし作用が期待できるカフェインや、エネルギー補給に役立つ糖分などが配合され、作業のパフォーマンスが一時的に上がることがあります。しかし、なけなしの燃料に酸素を送り込んで一気に燃焼させるようなもので、**心身の疲労が回復するわけでも、睡眠不足が解消されるわけでもありません。**糖にカフェインが加わると、糖単体で摂取するよりも高血糖になることも報告（※）されています。

※ Jane Shearer, et al. Nutrients. 2020;12(12):3850.

横になるだけが休養ではない

「アクティブ・レスト」で疲れ知らず

疲れたときの「ゆるスクワット」

ひざが
足先より
前に
出ない
3セット
やり方
机やイスの背に手をかけて、ゆっくりと10回屈伸運動をする(1セット)。これだけでもOKだが、1〜2分の休息を挟みながら、計3セット行うと脂肪燃焼効果もアップ。

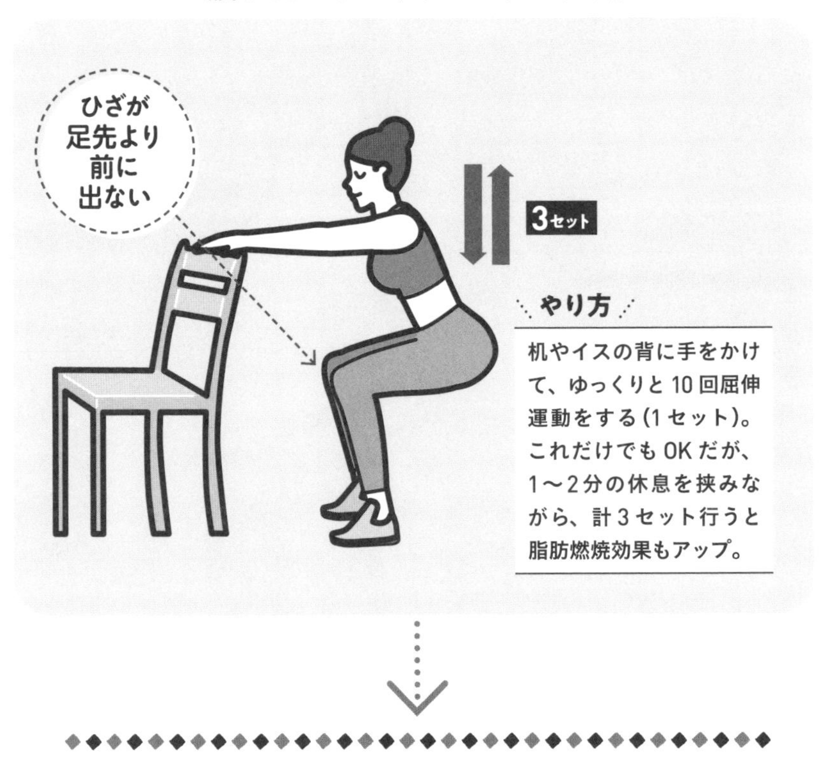

デスクワークなどの脳の疲れには軽く体を動かすのが正解

「疲れているのに体を動かすなんて!」と思うでしょうが、疲労時にあえて軽く体を動かすことで血流が改善し、効率よく疲労物質を排出できます。これを、安静や睡眠などの「パッシブ・レスト(消極的休養)」に対して、「アクティブ・レスト(積極的休養)」といいます。デスクワークに疲れたら、フロアを歩いたり、体を上げ下げしてみてください。

03 甘い▶塩辛い▶甘いの無限ループ

静かな午後の韓流ドラマタイム
始まっちゃう〜
ピ
京子（47歳）
芋けんぴ
芋けんぴってボリボリした食感がクセになるよね
ボリ
ボリ
ボリ
ボリ
ボリ
優しい甘みもちょうどいいし
まあ原料はさつまいもだし…なんとなく安心
あっあなた誰っ!?
ボリ
ボリ
ボリ
いいところでCM挟むんだよね〜
Dog food
お茶いれよっこらしょ…
私も揚げおかきでブレイクっと
バリ
おかき
バリ
バリ
甘いものの後は、塩味がどうしても欲しくなるよね
もう一枚…
バリ
おかき

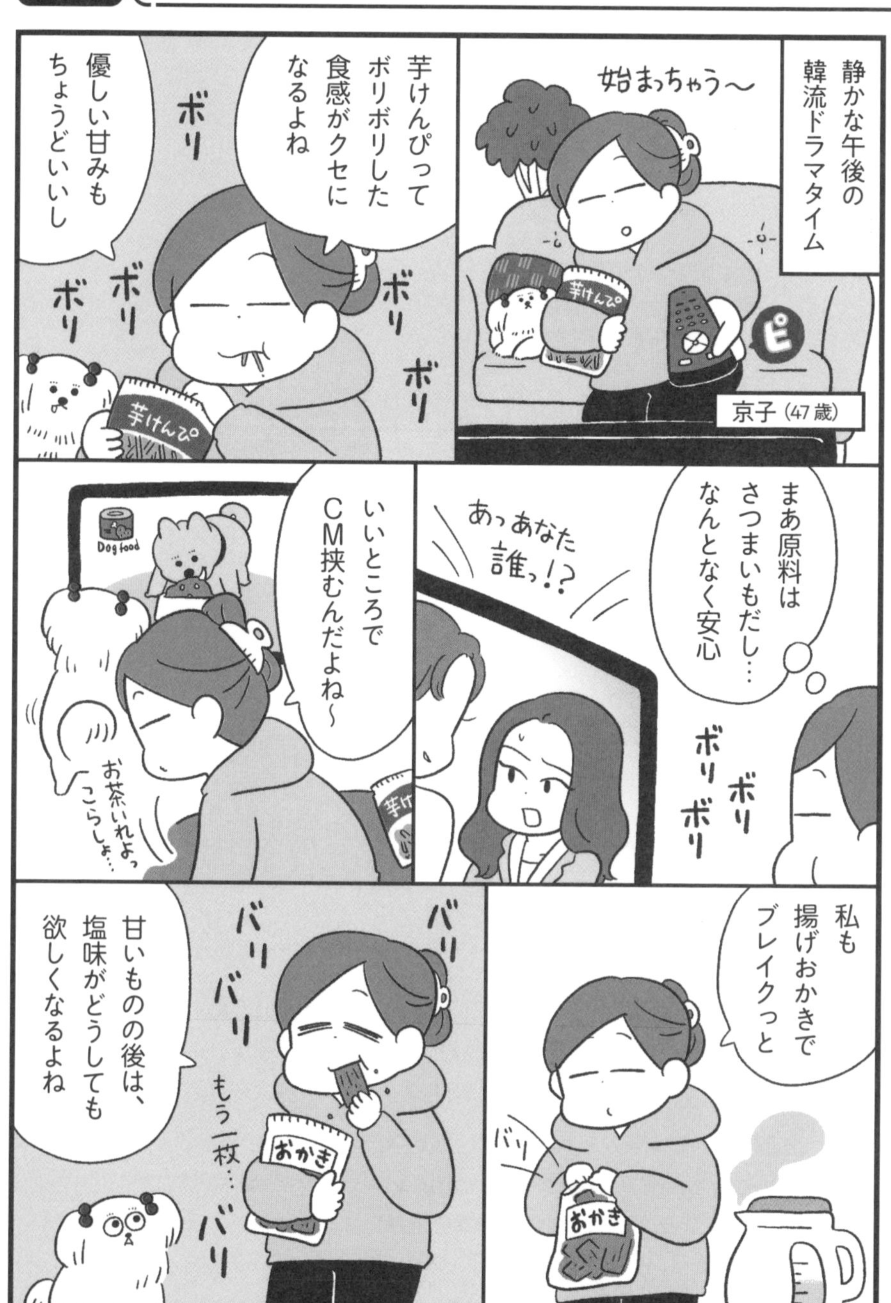

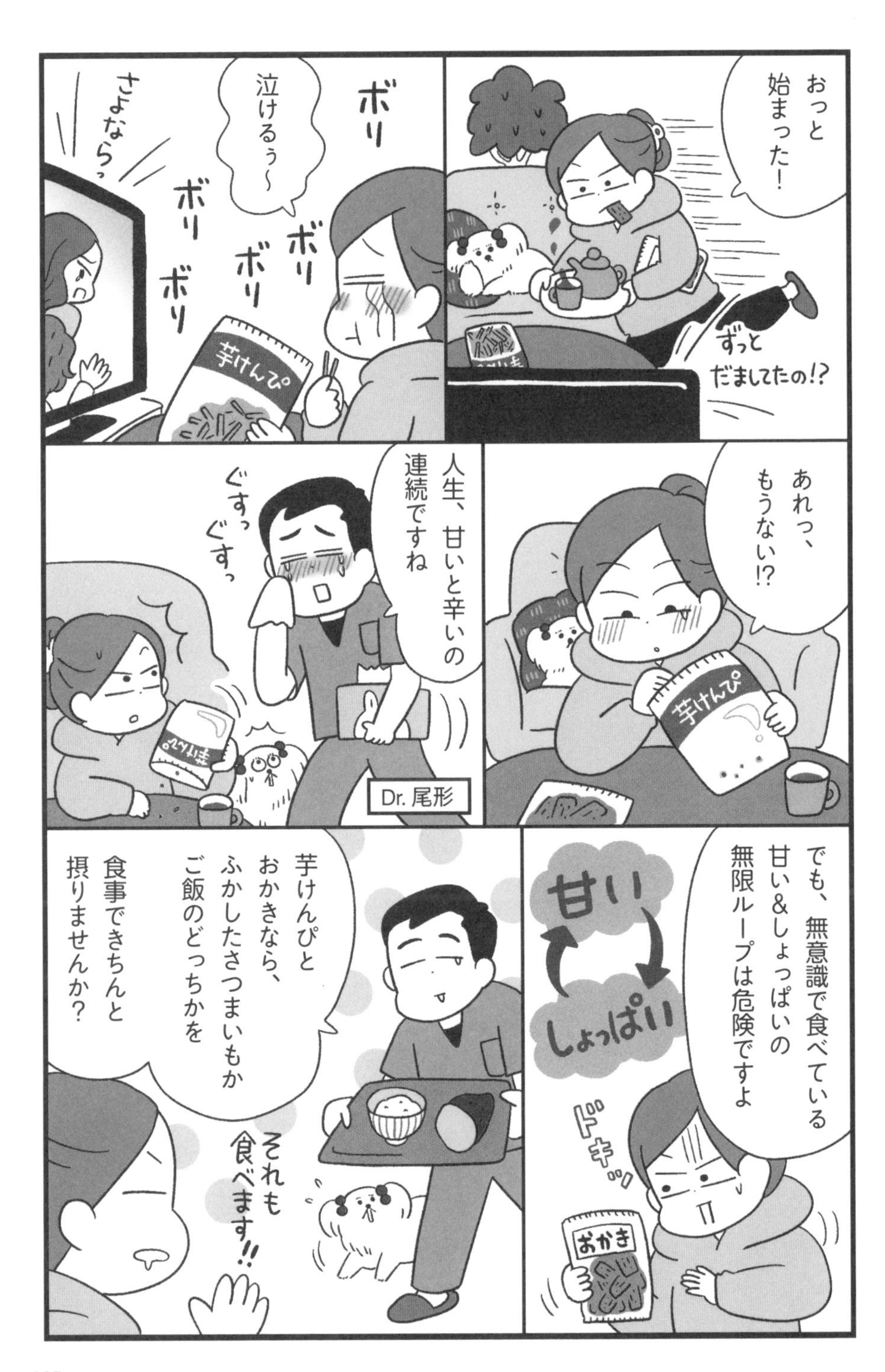

おっと始まった!
ずっとだましてたの!?
ボリ
泣けるぅ~
ボリ
ボリ
ボリ
ボリ
さよなら。
あれっ、もうないい!?
人生、甘いと辛いの連続ですね
ぐすっぐすっ
Dr. 尾形
でも、無意識で食べている甘い&しょっぱいの無限ループは危険ですよ
甘い
しょっぱい
ドキッ
おかき
芋けんぴとおかきなら、ふかしたさつまいもかご飯のどっちかを食事できちんと摂りませんか?
それも食べます!!

砂糖と油を加えるほど食べられるようになっていく

芋けんぴ VS 焼き芋

芋けんぴ	
1袋	100g
カロリー	478kcal
原材料	さつまいも、砂糖、植物油脂（菜種油、パーム油）

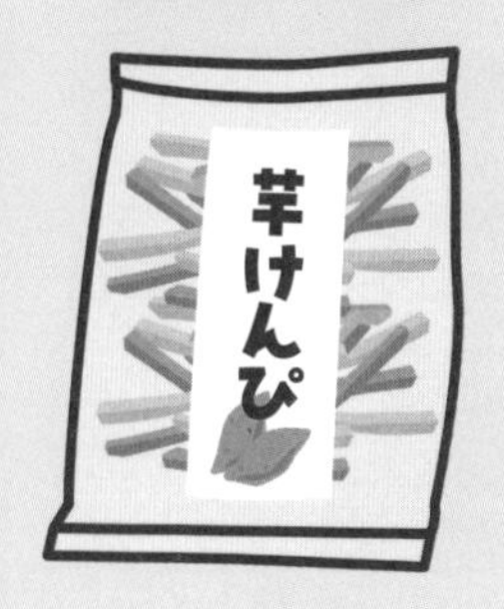

焼き芋	
中サイズ 1/2本	100g
カロリー	151kcal
原材料	さつまいも

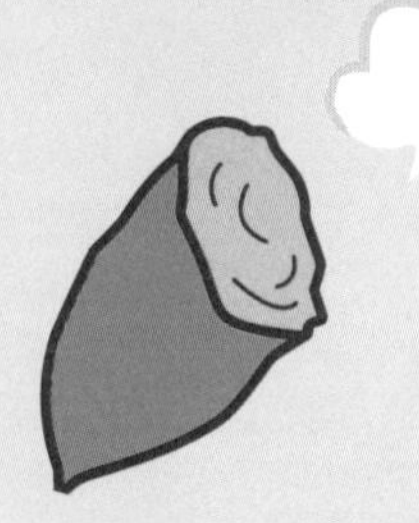

※商品によって異なる。

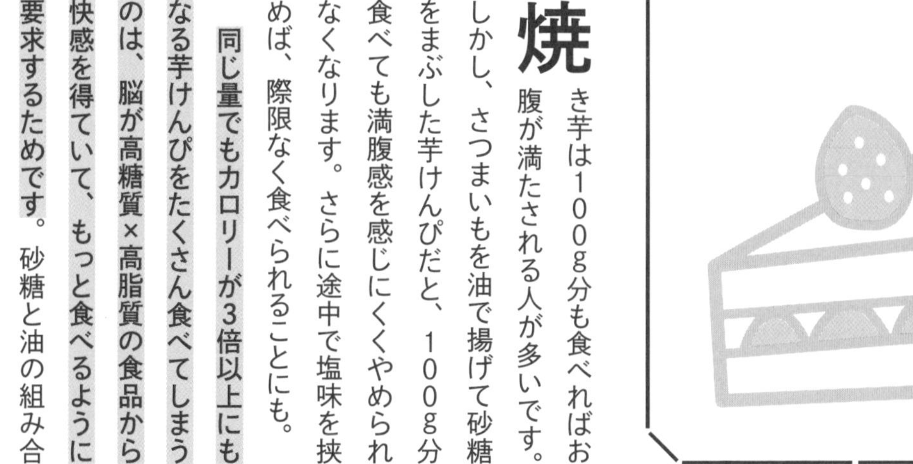

焼き芋は１００g分も食べればお腹が満たされる人が多いです。しかし、さつまいもを油で揚げて砂糖をまぶした芋けんぴだと、１００g分食べても満腹感を感じにくくやめられなくなります。さらに途中で塩味を挟めば、際限なく食べられることにも。

同じ量でもカロリーが3倍以上にもなる芋けんぴをたくさん食べてしまうのは、脳が高糖質×高脂質の食品から快感を得ていて、もっと食べるように要求するためです。砂糖と油の組み合わせに、脳がだまされているのです。

超加工食品を食べると太る

共通ルール

＊どちらもカロリー、炭水化物、タンパク質、食物繊維、脂肪、塩分などの含有量は同じ。

＊食べる量は自由に決めてよい。

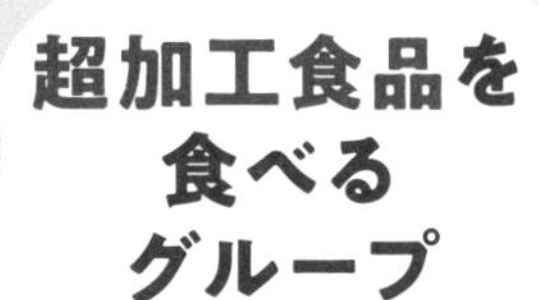

超加工食品を食べるグループ

加工を最小にした食品を食べるグループ

2週間後

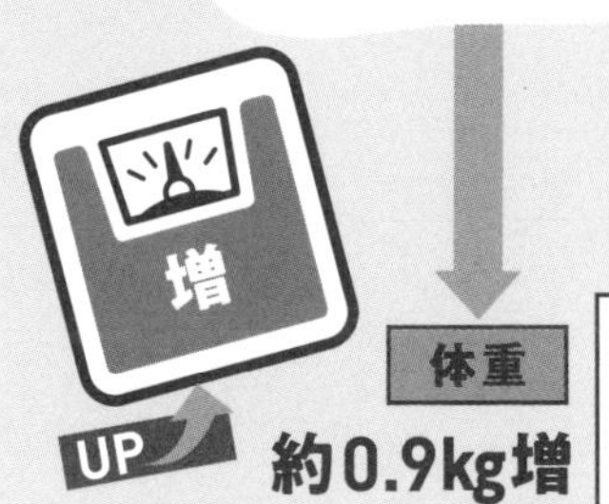

体重

約0.9kg増

超加工食品を食べたグループは

1日平均 500㎉多く摂取

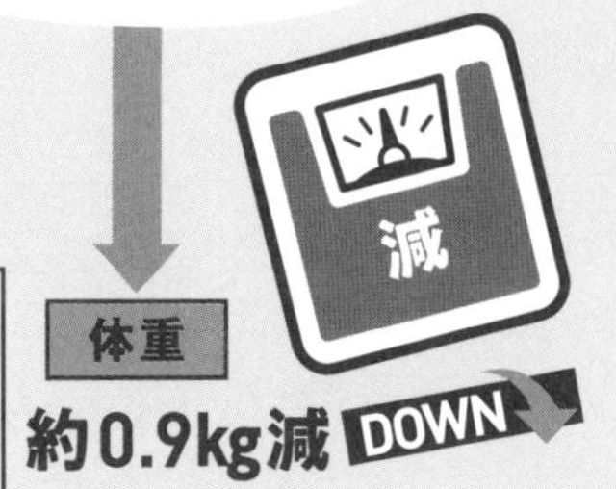

体重

約0.9kg減

出典：Kevin D Hall, et al. Cell Metab. 2019;30(1):67-77.e3.

アメリカ国立衛生研究所の研究チームが行った、健康な男女10人ずつに「※超加工食品」と「加工を最小にした食品」を2週間ごとに摂取してもらう実験があります。どちらの食事も含まれるカロリー、炭水化物、タンパク質、食物繊維、脂肪、塩分などは同じですが、被験者は食べる量を自分で決めることができました。すると、**超加工食品では1日の摂取カロリーが平均500㎉ほど多く、最小加工食品に比べて食べるスピードが速く、体重も増える**ことが明らかになりました（上図）。

味が変わると食べる総量が増えるというデータも数多くあります。甘いものを食べて満足しても、しょっぱいものなら食べることができ、さらに甘いものへとループが途切れないのです。

※超加工食品…糖分や塩分、脂肪を多く含む加工済みの食品で、添加物を加えて工業的な過程を経て作られる。

INDEX

満足度が低いと、どんどん食べられることにつながります。

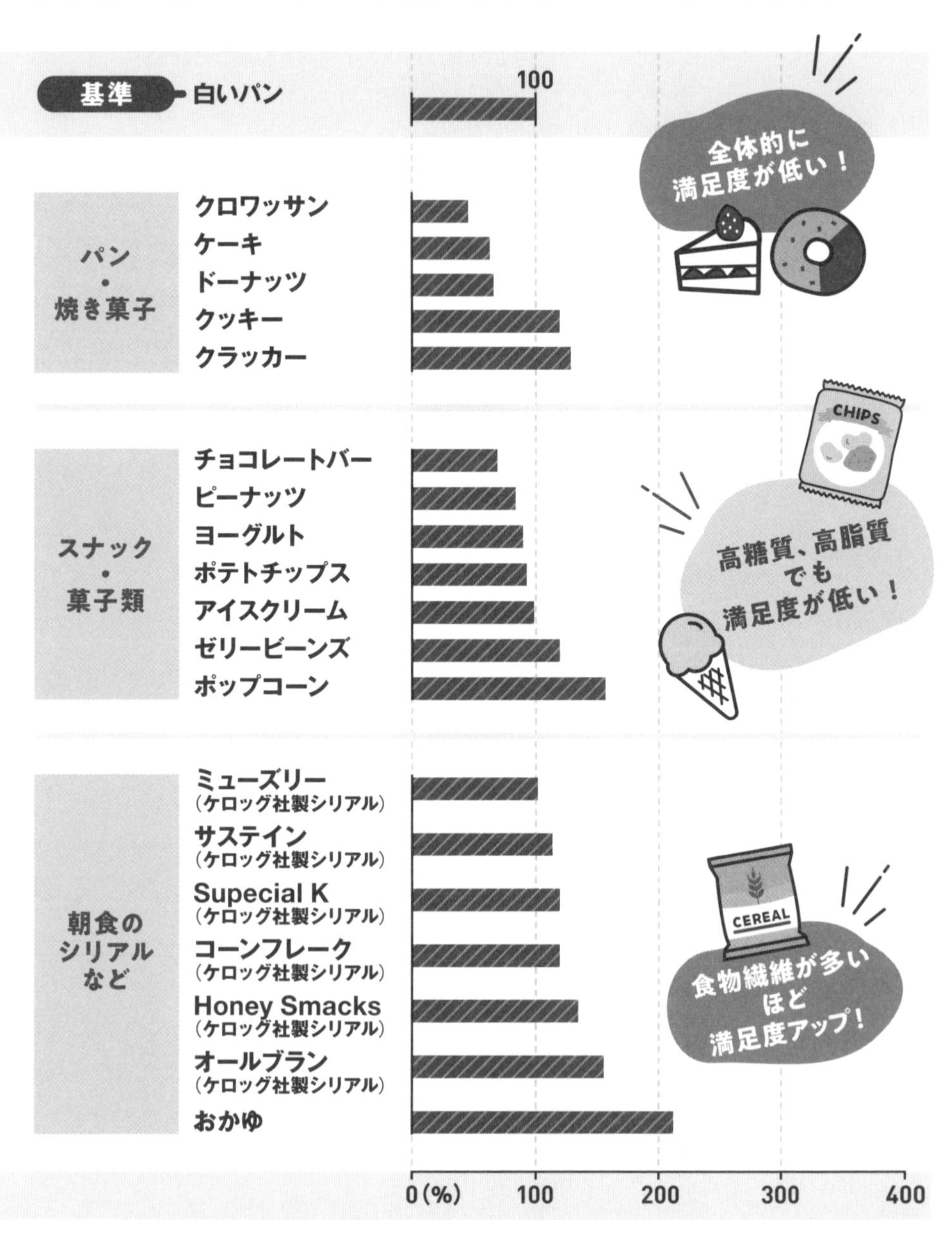

食品満足度

38種類の食品を食べた後の満足度を測定して得られた結果。

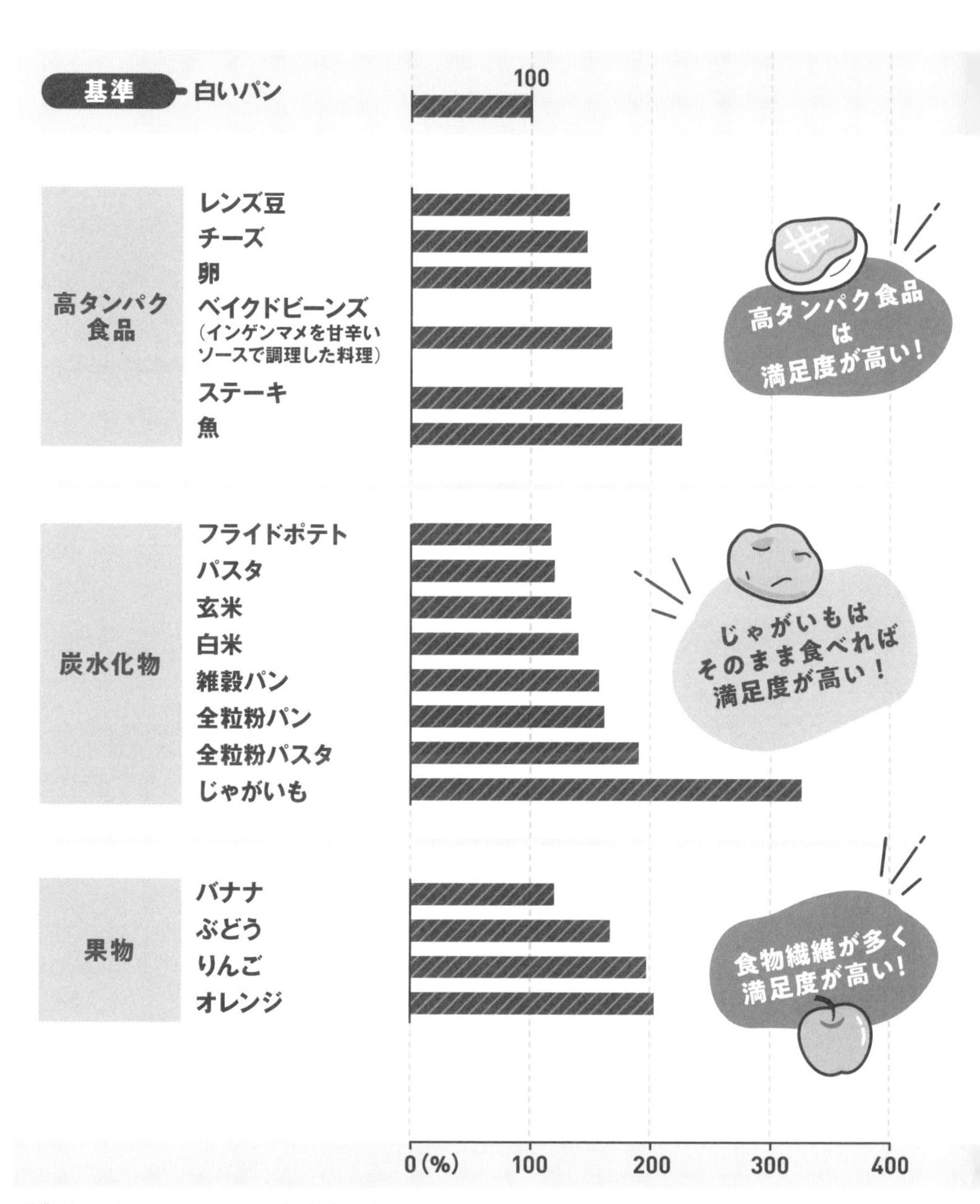

出典：SHA Holt, et al. Eur J Clin Nutr. 1995;49（9）:675-690.

04 減量中なのに、甘いものが邪魔をする

咲希ちゃ〜ん
こんにちはー
上野に行ったから、パンダのおまんじゅう買ってきたよ〜
パンダまん
咲希（8歳）
聡美（40歳）
ふるさと納税でおいしそうなフルーツサイダーがあったから
咲希ちゃん宛てで注文しといたよ！
そうそう！
姉は、姪に当たる私の娘をとても大切にしてくれていて、ことあるごとに会いにくる
成美（37歳）
受け取りよろ！
また〜？
かわいい〜
自分は食べないくせに、甘いお菓子をたくさん持って…
たしかにかわいいが…
浮き輪肉が気になる私は絶賛ダイエット中なのに…
浮き輪しているみたい
うう…
なんでみんな揃いも揃って甘いものを買ってくるわけ？
夫も先週…
仙台の出張土産だぞー
ずんだ餅
ずんだ餅好きだけどさ〜
牛タンでも買ってくれれば食費の足しになるのに

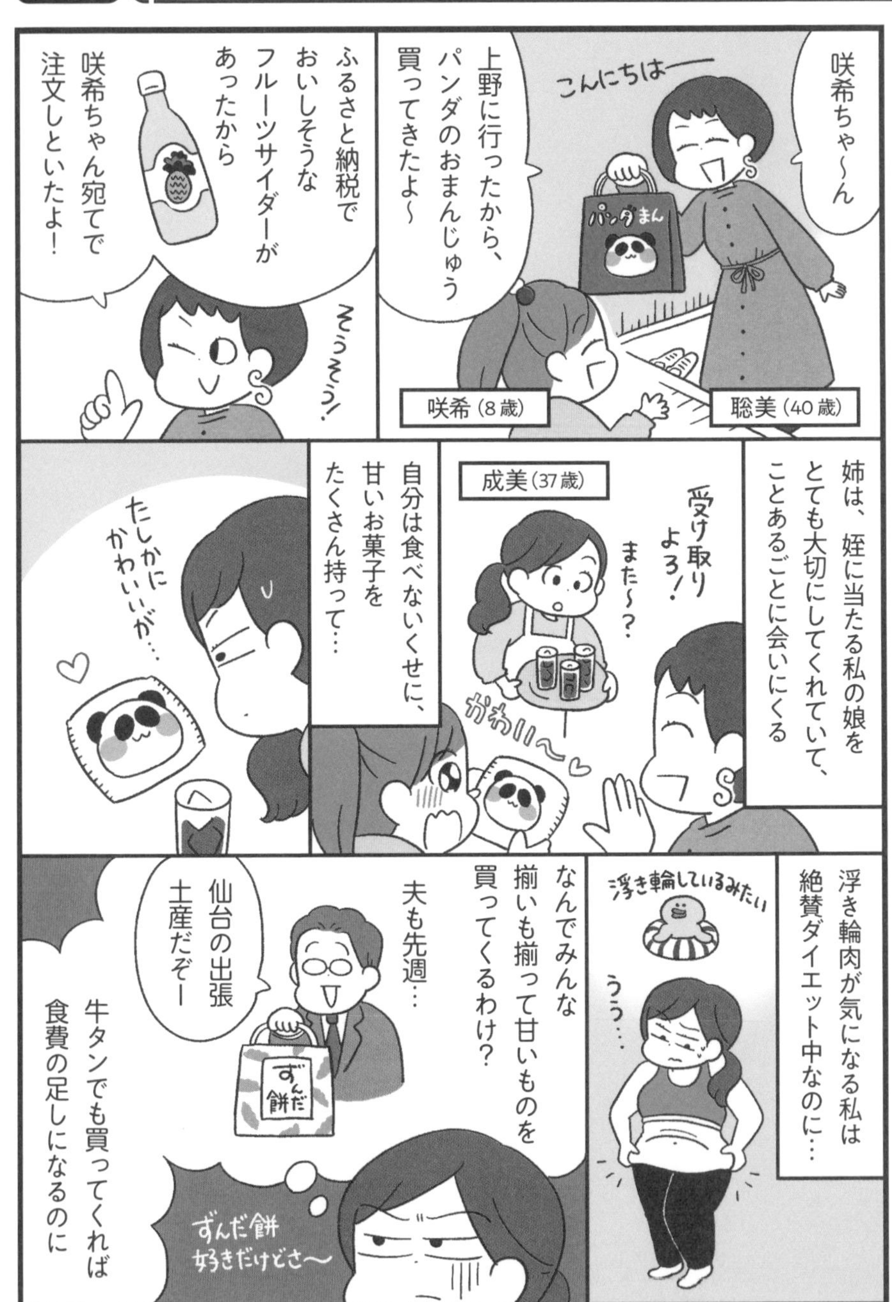

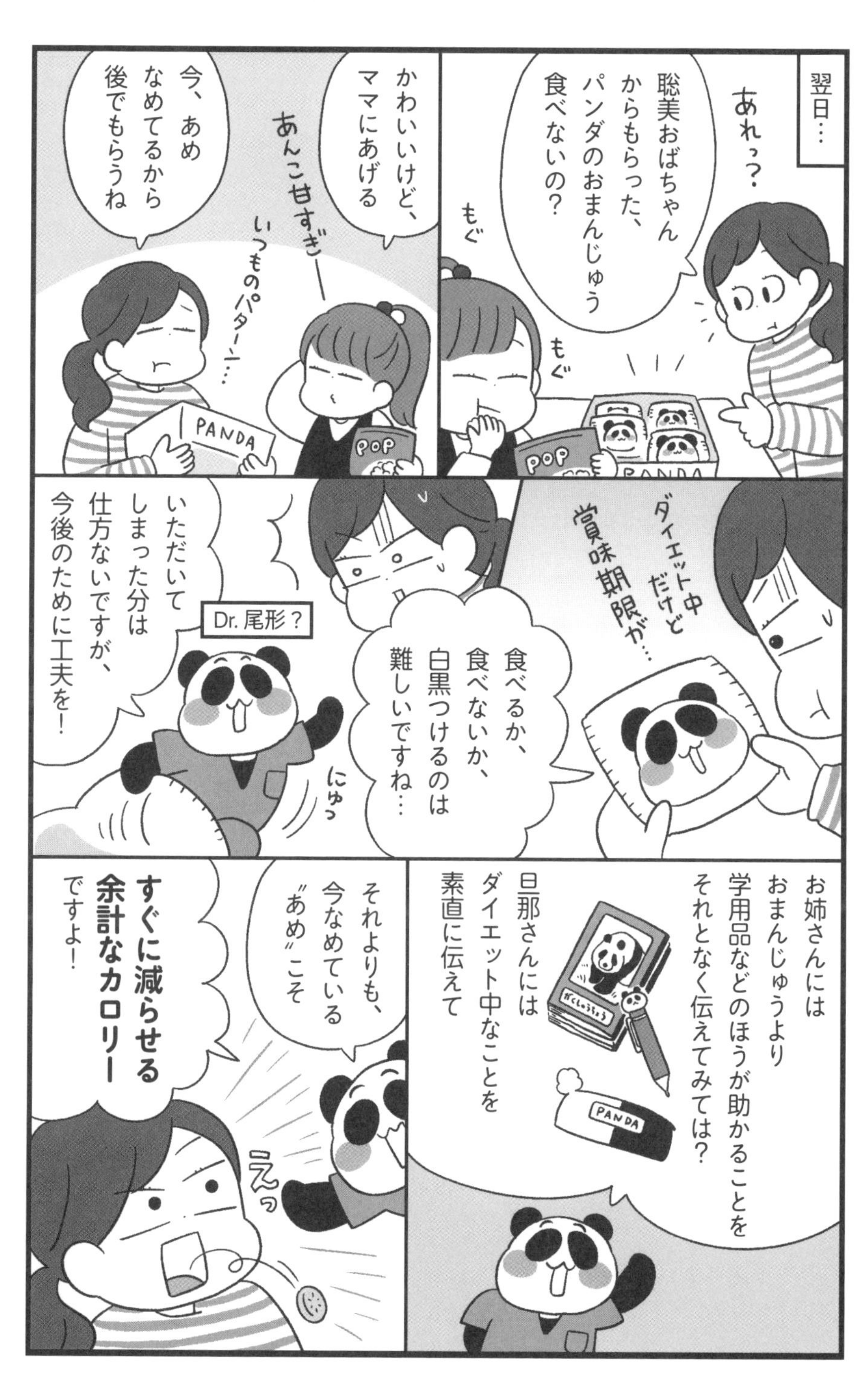

翌日…
あれっ？
聡美おばちゃんからもらった、パンダのおまんじゅう食べないの？
もぐ
もぐ
POP
PANDA
かわいいけど、ママにあげる
今、あめなめてるから後でもらうね
あんこ甘すぎー
いつものパターン…
PANDA
POP
ダイエット中だけど賞味期限が…
食べるか、食べないか、白黒つけるのは難しいですね…
Dr.尾形？
いただいてしまった分は仕方ないですが、今後のために工夫を！
にゅっ
お姉さんにはおまんじゅうより学用品などのほうが助かることをそれとなく伝えてみては？
旦那さんにはダイエット中なことを素直に伝えて
がくしゅうちょう
PANDA
それよりも、今なめている〝あめ〟こそ
すぐに減らせる余計なカロリーですよ！
えっ

甘いものを減らすには上手に優先順位をつけて

体によいと思って摂りがちな甘いもの

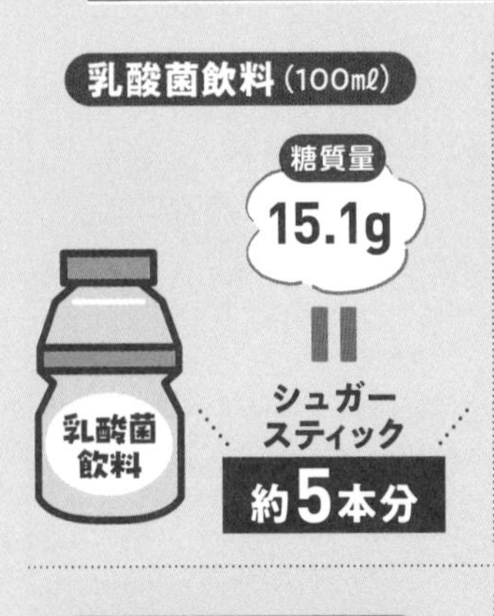

スポーツドリンク（500mℓ）
糖質量
31g
SPORTS DRINK
シュガースティック
約10本分

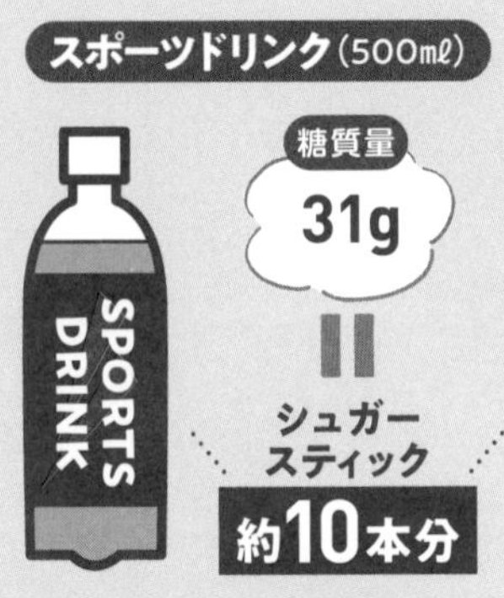

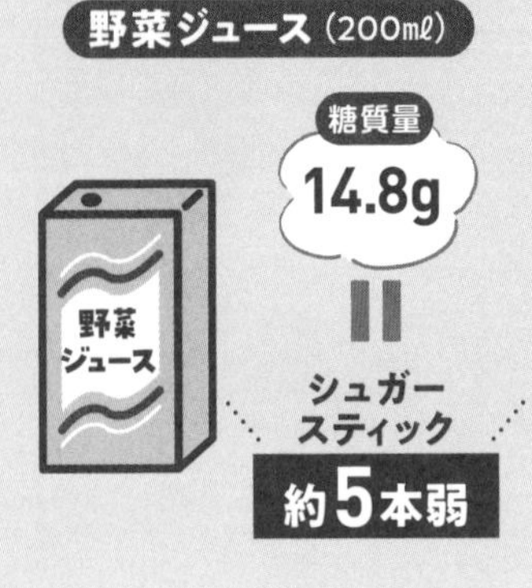

塩あめ（1個・5g）
糖質量
4.6g
シュガースティック
約1.5本分

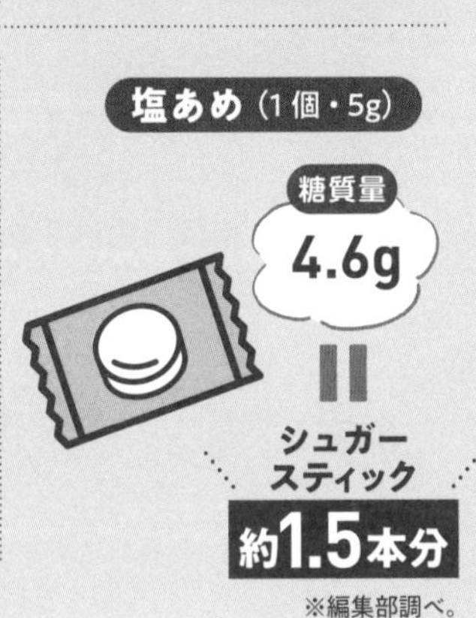

※編集部調べ。

甘いものといえば、洋菓子や和菓子と考えがちですが、**最初に減らしてほしいのは糖分入りの飲料**です。

運動時に飲むスポーツドリンクや、腸内環境を改善すると謳（うた）われる乳酸菌飲料、野菜不足の解消に飲む野菜ジュースなど、特に体によさそうな飲料は健康効果を期待できる一面もあるのでしょうが、「砂糖水」です。飲めば、血糖値が急上昇して肝臓を傷めます。

熱中症予防で飲んだスポーツドリンクで脱水が起こることもあるので、暑い日こそ水かお茶で。塩あめも塩分と

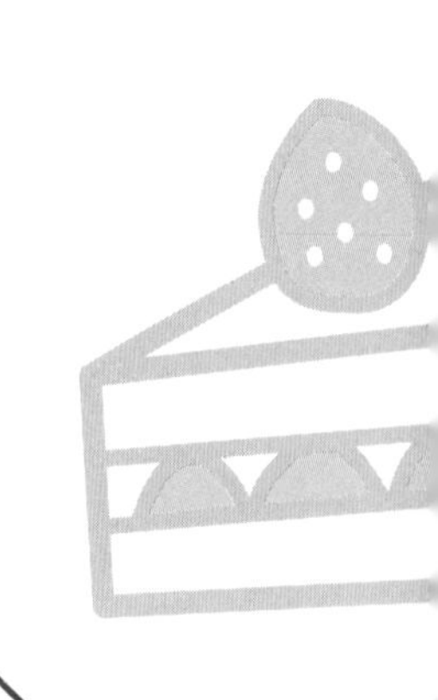

ブドウ糖より果糖で脂肪が増える

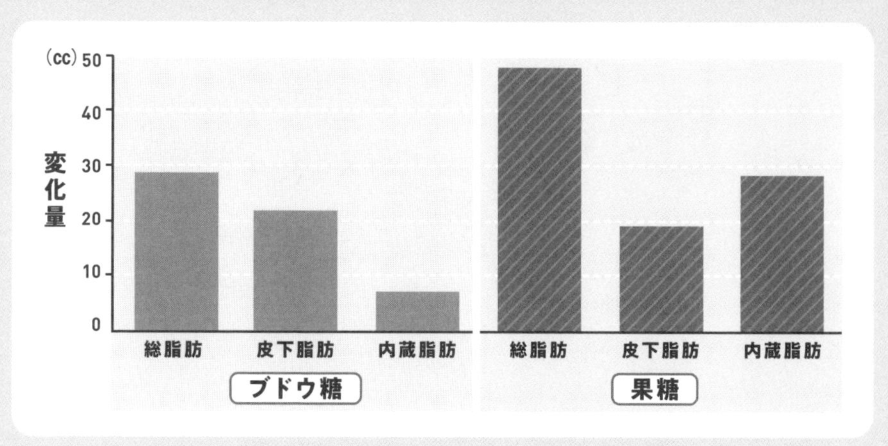

出典：Kimber L. Stanhope, et al. J Clin Invest. 2009; 119 (5) : 1322-1334.

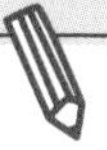

果糖ブドウ糖液糖とは?

- ☑ とうもろこし、じゃがいも、さつまいもを原材料にする甘味料
- ☑ 食品添加物に指定されていない
- ☑ 甘さは砂糖と同程度だが安い

糖分が多く、短時間に多量の発汗がある場合を除けば、熱中症予防に口にする必要はありません。

細かい話をすると、糖にも種類があります。**ブドウ糖と果糖を比較すると、脂肪を増やすのは果糖**です。特に内臓脂肪を増やすことが明らかにされています（上図）。**果糖は肝臓で直接代謝されるため、血糖値を上げにくい代わりに脂肪としてため込まれやすい**のですが、私たちが摂取している果糖のほとんどは、砂糖、果糖ブドウ糖液糖からです。あらゆる加工食品に使用される**「果糖ブドウ糖液糖」**は、特に肝臓に与えるダメージが大きいです。使用される食品が多く、摂取をゼロにはできませんが、優先的に減らしたい甘いもののひとつです。

05

ロカボスイーツで"糖質制限"ダイエット？

これまでいろいろなダイエットを繰り返しては、失敗してきました
リンゴダイエット
飽きた！
断食ダイエット
こそこそ
グゥ〜
運動
たこ焼
ふら〜
カロリー計算
ポイ
めんど〜
ママって続かないよねぇ…
直美（42歳）
娘（13歳）
でも、今回だけは違う！
なぜなら、甘いものを食べてもOKだから
フフ…
知りたい？
そんな幸せなダイエット方法とは…
糖質制限ダイエットです!!
NG
OK
お肉も魚も食べていいの♡
甘いものは糖質じゃないの？
もちろん糖質量は減らすんだけど、私の味方は…

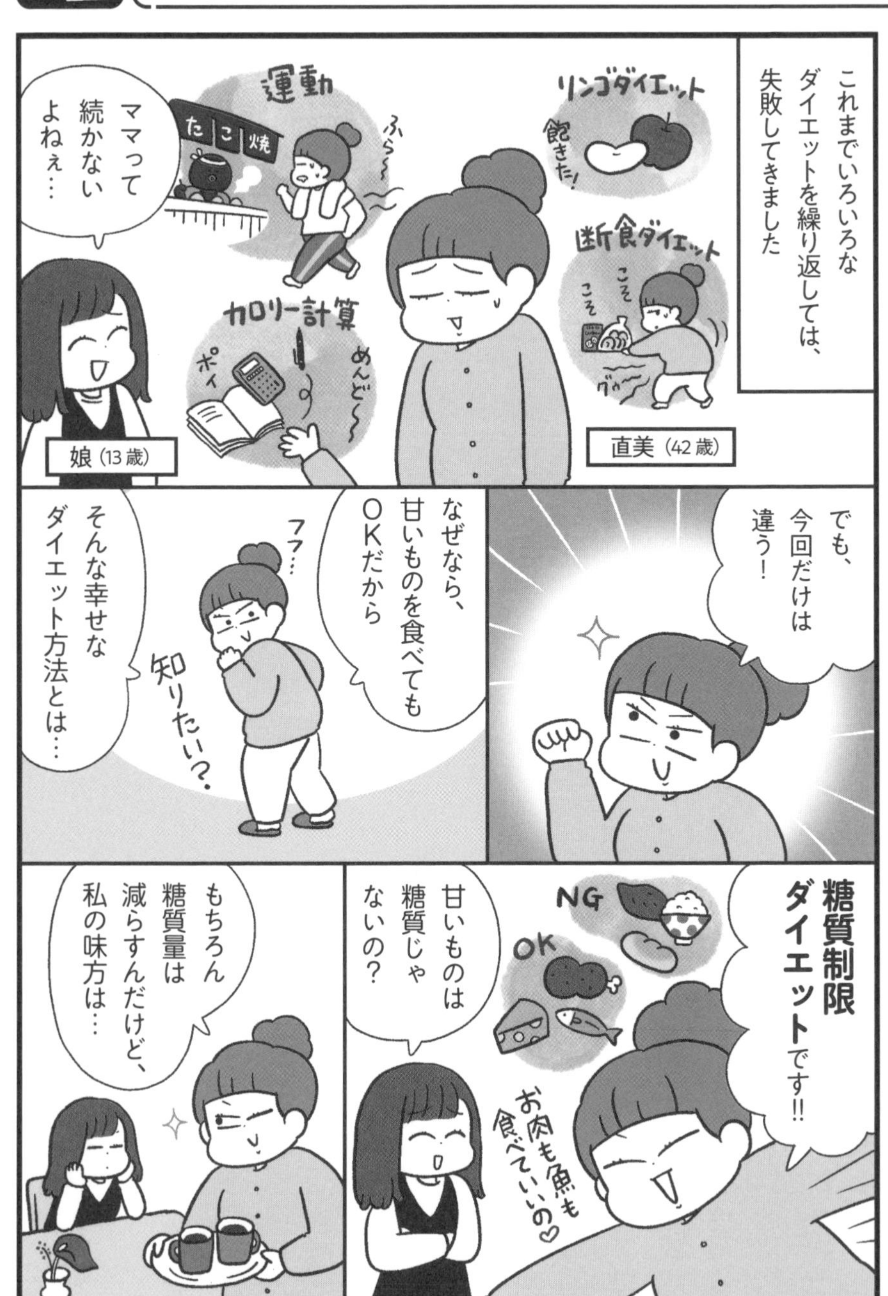

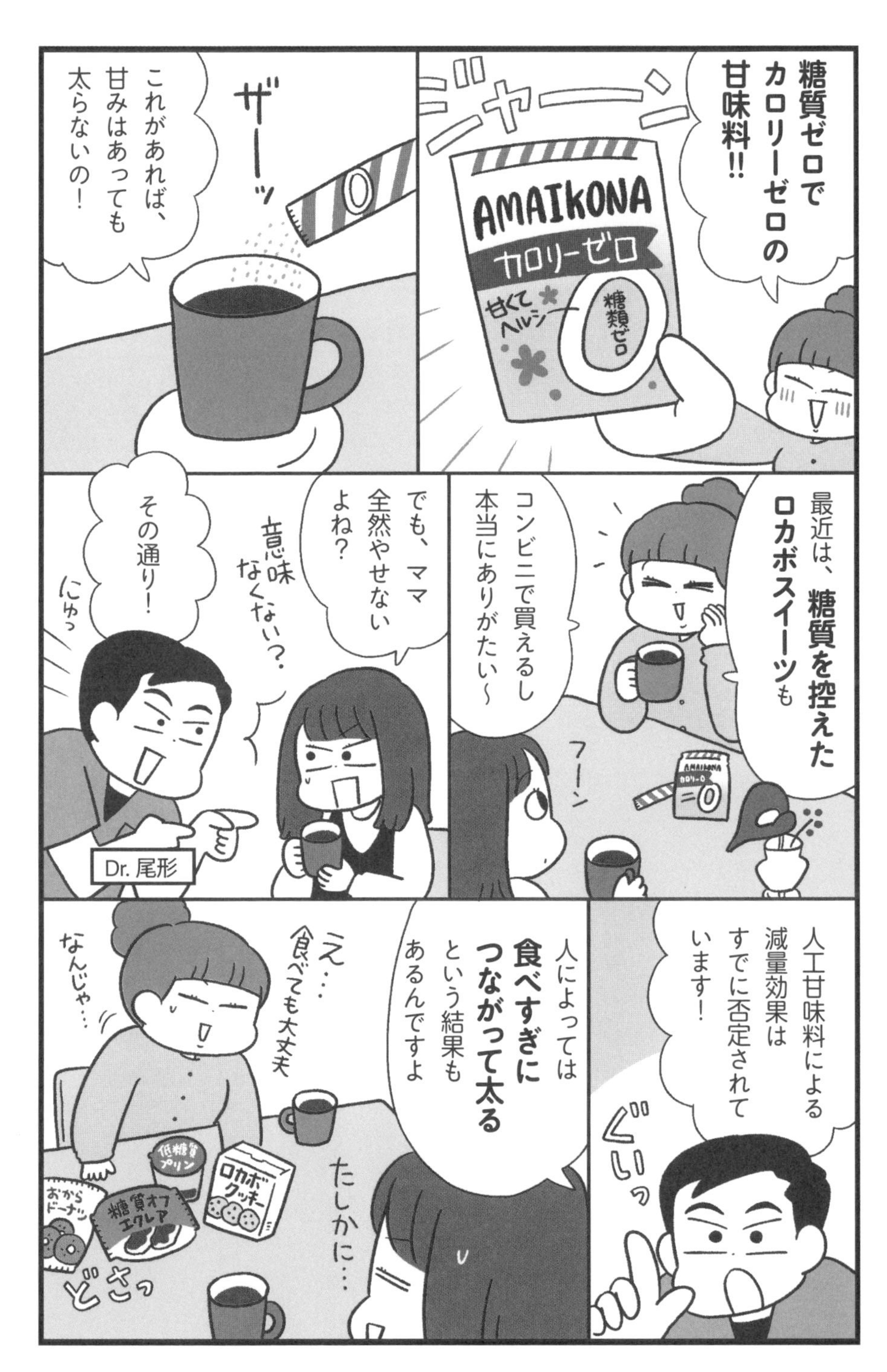
糖質ゼロでカロリーゼロの甘味料!!
ジャーン
AMAIKONA
カロリーゼロ
甘くてヘルシー
糖類ゼロ
これがあれば、甘みはあっても太らないの!
ザーッ
最近は、糖質を控えたロカボスイーツも
コンビニで買えるし本当にありがたい〜
フーン
でも、ママ全然やせないよね?
意味なくない?
その通り!
にゅっ
Dr. 尾形
人工甘味料による減量効果はすでに否定されています!
ぐいっ
人によっては食べすぎにつながって太るという結果もあるんですよ
たしかに…
え…食べても大丈夫なんじゃ…
低糖質プリン
ロカボクッキー
おからドーナツ
糖質オフエクレア
どさっ

最新データが証明！カロリーゼロの人工甘味料ではやせない？

カロリーゼロの甘味料

人工甘味料

- アスパルテーム
- アセスルファムK（カリウム）
- スクラロース
- サッカリン

糖アルコール

- キシリトール
- エリスリトール

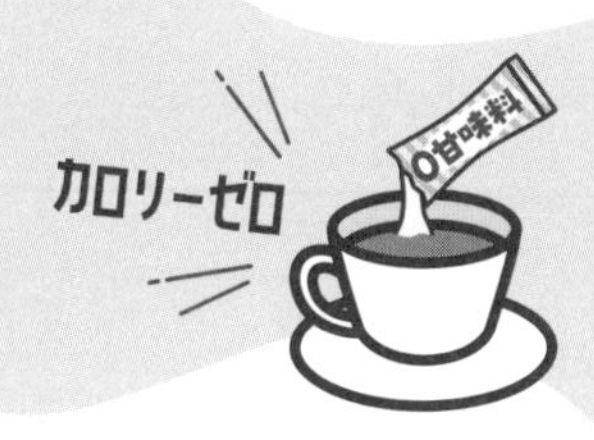

天然甘味料

- ステビア
- 甘草（かんぞう）
- 羅漢果（らかんか）

「食べても太らない」というカロリーゼロの甘味料は、人間の体内で消化や吸収、代謝がされにくい、「糖アルコール」や「非糖質系甘味料（人工甘味料、天然甘味料）」です。砂糖の代わりに使用され、減量の味方として広く支持されています。

糖アルコールは糖分とアルコールを化合して作られる人工甘味料で、キシリトール、エリスリトールなど。人工甘味料には、アスパルテーム、アセスルファムK（カリウム）、スクラロース、サッカリンなどがあります。種類によって異な

非糖質系人工甘味料の研究結果まとめ

減量効果はなく
食欲を高める
可能性あり

出典：Alexandra G Yunker,et al. JAMA Netw Open. 2021;4（9）:e2126313.

腸内フローラを変化させ
糖代謝に
障害をもたらす

出典：Jotham Suez,et al. Nature. 2014;514（7521）:181-186.

炭水化物と摂取すると
腸と脳の調整不全
を起こす

出典：Jelle R Dalenberg,et al. Cell Metab. 2020;31（3）:493-502.e7.

アセスルファムK
スクラロース
の摂取増で
冠動脈性心血管疾患の
リスク上昇

出典：Charlotte Debras,et al. BMJ. 2022;378: e071204.

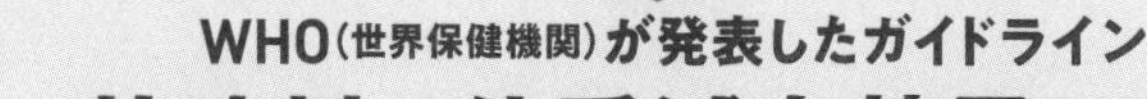

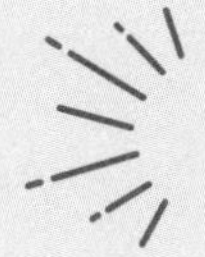
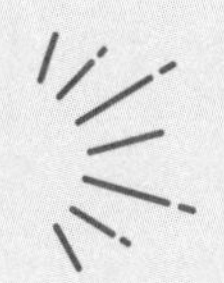

甘味料に体重減少効果はなく
むしろ、病気のリスクを高める

る風味の甘さを加えるほか、苦みを抑えるために使用されるものもあります。

天然甘味料はステビア、甘草、羅漢果に代表され、植物の葉や果実に含まれる甘味成分を抽出して作られる甘味料。ステビアは砂糖と同等のカロリーがありますが、甘さは砂糖の300倍で、使用量が少なく済むために低カロリーが実現します。甘草、羅漢果はそもそもカロリーゼロです。いずれも食品衛生法に基づく指定添加物ですが、最近、**世界保健機関（WHO）は、非糖質系甘味料に減量効果がない**ことを明らかにしました。さらに**長期使用による健康被害をもたらす可能性を示し、ダイエット目的で使用しないよう勧告**を出しています。食べても太らない甘いものは存在しないわけですね。

06 忙しいから便利なファストフード？

忙しくてまだ昼飯を
食べていないが
次のオンライン会議まで
時間がない！
でも腹
減ったなぁ
会議まで
あと15分か…
グウ〜
ヒロシ(44歳)
そんなときは
自転車で3分ほどの
ハンバーガーショップへ
すぐ買って食べたいから
よく行くが、長蛇の列に
なっていることも多く
Hamburger
ズラ
今日も
並んでた…
行列に並ぶムダな時間に
萎えそうになることも…
でも最近
超便利なアイテムを
手に入れたのだ！
ズラー
スイ〜
このアプリを使えば
家を出るときに注文すると
店に着くタイミングで
すぐ受け取れる
218
123
56
224
0135
ORDER
0135
自宅まで
配達してくれる
サービスも
あるけれど
さすがに
近すぎて頼む
気がしない…
便利そう
だけど

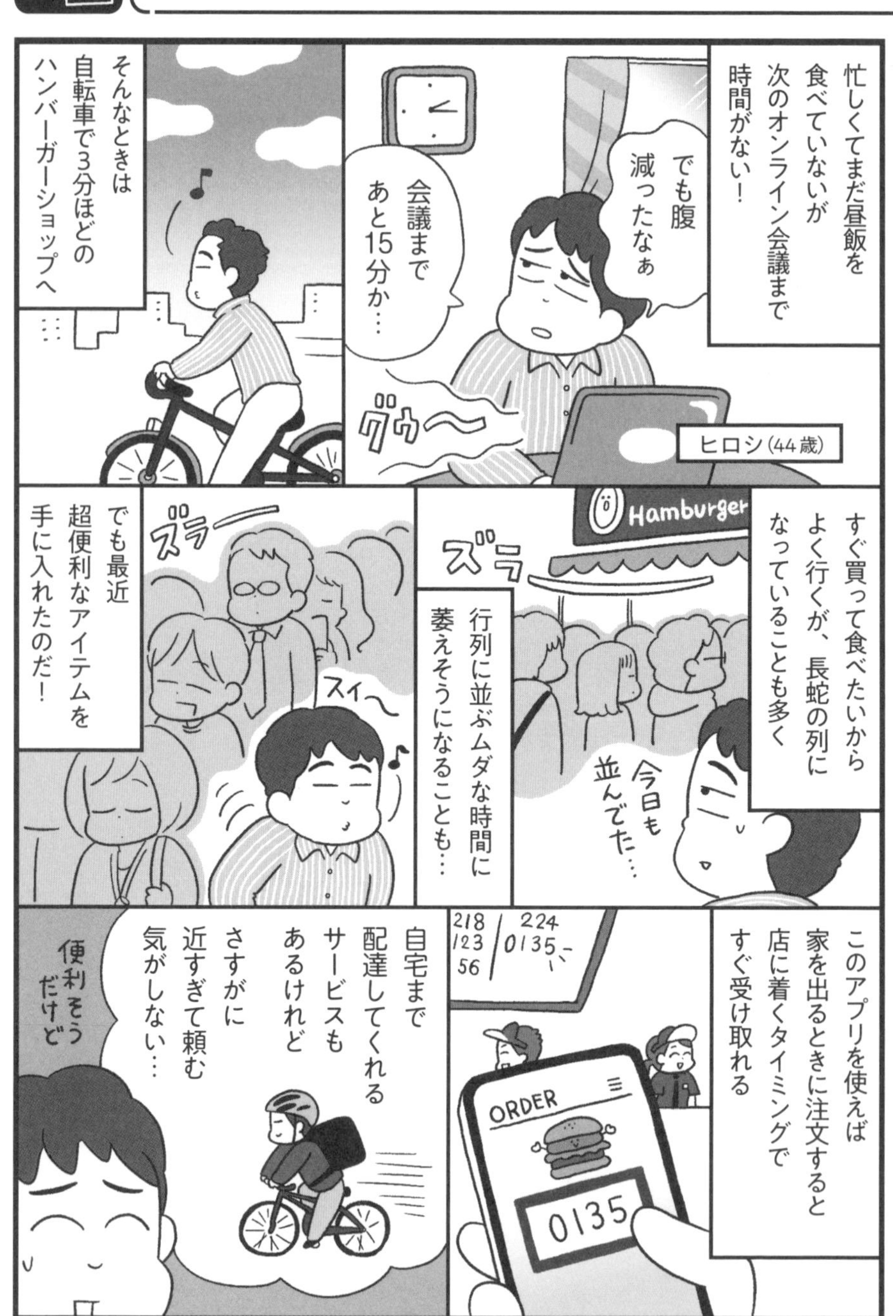

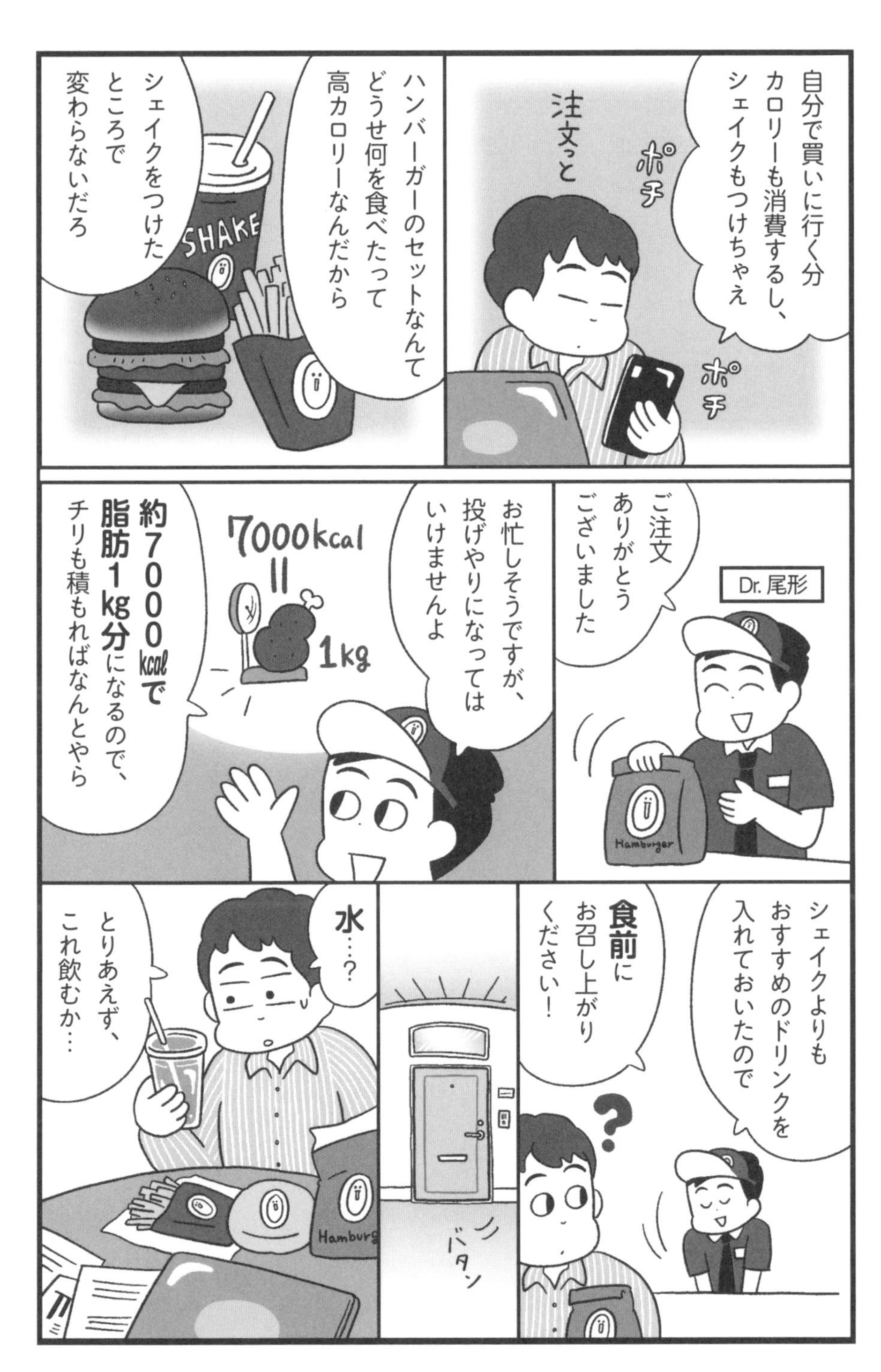

自分で買いに行く分カロリーも消費するし、シェイクもつけちゃえ
ポチ
ポチ
注文っと
ハンバーガーのセットなんてどうせ何を食べたって高カロリーなんだから
シェイクをつけたところで変わらないだろ
SHAKE
Dr.尾形
ご注文ありがとうございました
Hamburger
お忙しそうですが、投げやりになってはいけませんよ
7000kcal
=
1kg
約7000kcalで脂肪1kg分になるので、チリも積もればなんとやら
シェイクよりもおすすめのドリンクを入れておいたので
食前にお召し上がりください！
?
バタン
水…？
とりあえず、これ飲むか…
Hamburg

ストレス×高カロリー食が食べすぎを招く

ストレスが多いとジャンクフードを好む

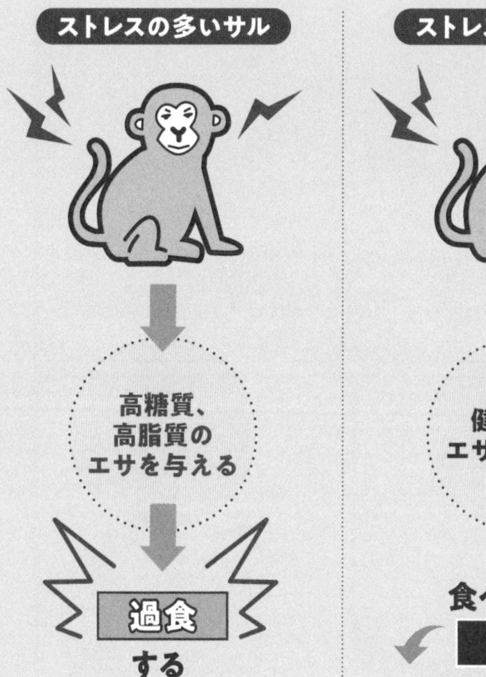

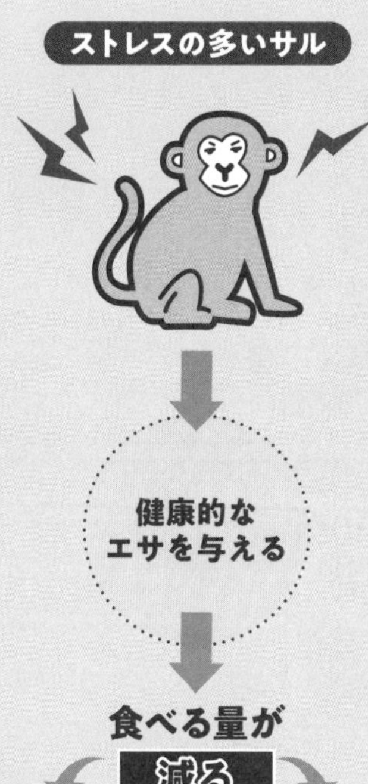

出典：Marilyn Arce, et al. Physiol Behav. 2010;101(4):446-455.

忙しいと食事時間の節約に、高カロリーのファストフードを選びがちです。甘いものをはじめ、時間に追われる〝ストレス食い〟の対象です。

しかし、ストレスのせいだけで食事量が増えるわけではないことを示す実験があります。ストレスの多いサルに、健康的なエサを与えると食事量が減るというのです。しかも、高糖質かつ高脂質のエサを選べるようにすると驚くほど過食しました（上図）。

昔はストレスがあっても、天然の健康的な食べ物しかなかったために過食

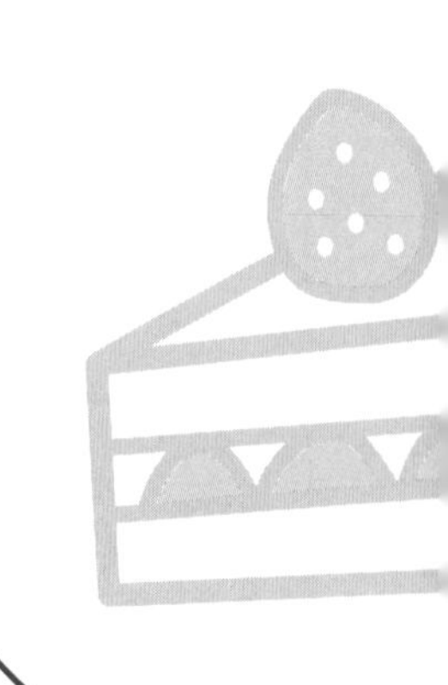

ストレス食いを防ぐ工夫

最初に水を飲む

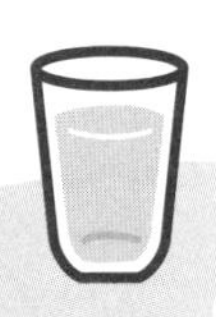

タンパク質と良質の油を摂る

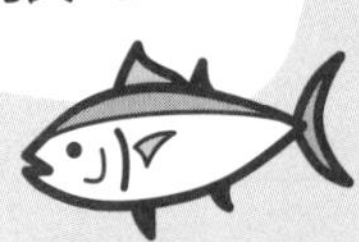

本当に食べたいものを食べる

コンビニよりデパ地下。迷ったら高級なものを選ぶ

ホットアイマスクで目元を温める

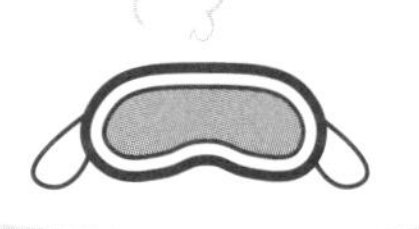

を防げたのでしょう。一方、**私たちはストレスが多い上に高カロリーな食品に囲まれているため、過食しやすい**ようです。

ストレス食いを防ぐポイントは主に5つ。1つ目は**最初に水を飲むこと**。血中のナトリウム濃度が下がり、飢餓がなくなったと脳が指令を送る効果があるのです。次に**タンパク質や良質の油を摂って満腹感を得る**こと。3つ目は**本当に食べたいもの、良質なものを選んで食べること**。忙しいときには難しければ、そうした楽しみを予定するだけでもOKです。そして、**食欲を司る脳を休めるには、アイマスクで一時的に情報を遮断する**のも有効です。目元を温めると、リラックスモードに切り替えやすくなります。

空腹を我慢するより ちょこっと食べで食欲の暴走をSTOP

ストレスが多い日常の中で、減量しなくてはとがんばることは、さらにストレスを大きくします。空腹時間は体に蓄えた脂肪を減らす大事な時間であることは事実ですが、食事量を減らして空腹に耐え続けるのもよくありません。リバウンドの原因になります。

心身を健康に保ちつつ空腹を満たす間食には、血糖値の急上昇、急降下をさせる高糖質の食品は避けることが大切です。かつ、腹持ちのよいタンパク質や脂質を含んだ食品がいいでしょう。

具体的には、**手のひら分（25g）程度のミックスナッツやゆで卵1個、キャンディチーズ3個程度がおすすめです。コーヒーや紅茶に牛乳を加えて飲むのもいいでしょう**。ただ、勘違いしないでほしいのは、飲料としては水、お茶、コーヒー限定です。牛乳は、タンパク質や脂肪だけでなく、乳糖という糖類を含み、1杯（200㎖）で130㎉もある高カロリー飲料です。脂肪肝がある人やダイエット中の人は控えましょう。

甘いものを口にしたいときは、むき甘栗を3〜5個食べてもよいでしょう。糖質量は高いですが、食物繊維も多く、血糖値の上昇はゆるやかです。

3食なかなか決まってとれないなら、**ちょっとの間食で空腹時のドカ食いを防ぎましょう**。例えば、じゃがいもをストックしておき、レンチンして肉や魚の缶詰をのせて楽しむのもよいでしょう。

食欲の暴走を抑えるおすすめ間食

パック入りむき甘栗

※商品によって異なる。

量 5個
55kcal

糖質量
12.5g

タンパク質量
1.3g

ミックスナッツ

※商品によって異なる。

量 25g
163kcal

糖質量
4.5g

タンパク質量
5.7g

ゆで卵

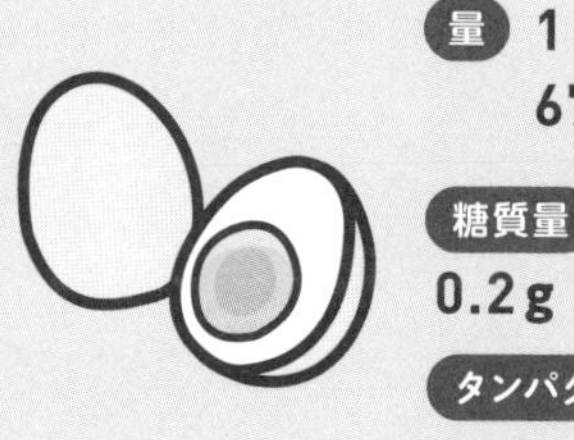

量 1個
67kcal

糖質量
0.2g

タンパク質量
5.6g

カフェオレ（無糖）

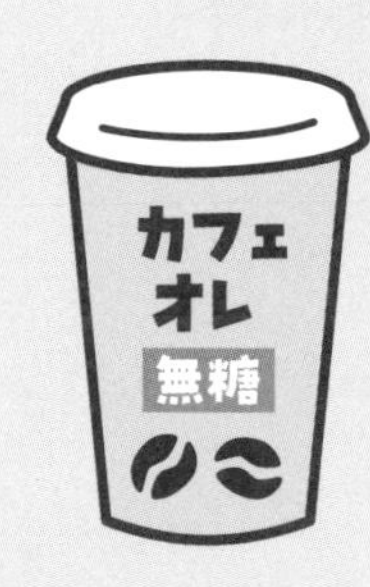

量 170mℓ
61kcal

糖質量
12.1g

タンパク質量
2.9g

時間がないランチのおすすめレシピ

レンチンポテト（ツナ缶とチーズのせ）

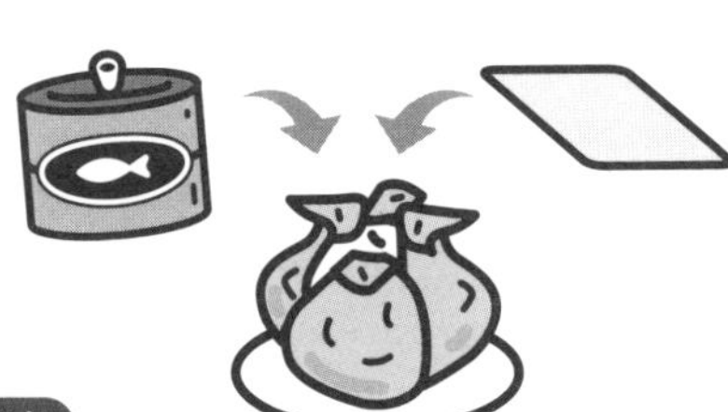

量
じゃがいも1個にプラス
228.6kcal

糖質量
25.8 g

タンパク質量
15.6 g

作り方

皮付きのじゃがいもを洗い、レンジで3分（600W）ほど加熱。中まで加熱されていたら、十字に切り込みを入れ、ツナ缶1個分とスライスチーズ1枚をのせる。お好みで、さらに30秒ほど加熱してチーズを溶かす。

50歳を過ぎて何をしてもやせない？

高かったのにな…
カシャー
幸子（55歳）
若い頃、結構モテていた私
結婚した後もそこそこちやほやされていたし
それ持ってよ！
張り合いもあって食事にも気をつかいながら体形をキープしてきた
スタイルいいよな～
憧れ～♡
なのに、50歳を境に体重が増え始めた――
全く減らない…
5年で15kgも増えてるー!!
焦って食事制限したり
ゴハンは蒸しパン1個！
もそもそ
とにかく運動してみたけど
ゼー
ハー
でも全然ダメ
なぜ～!?
戻れないどころか、体重は増加…

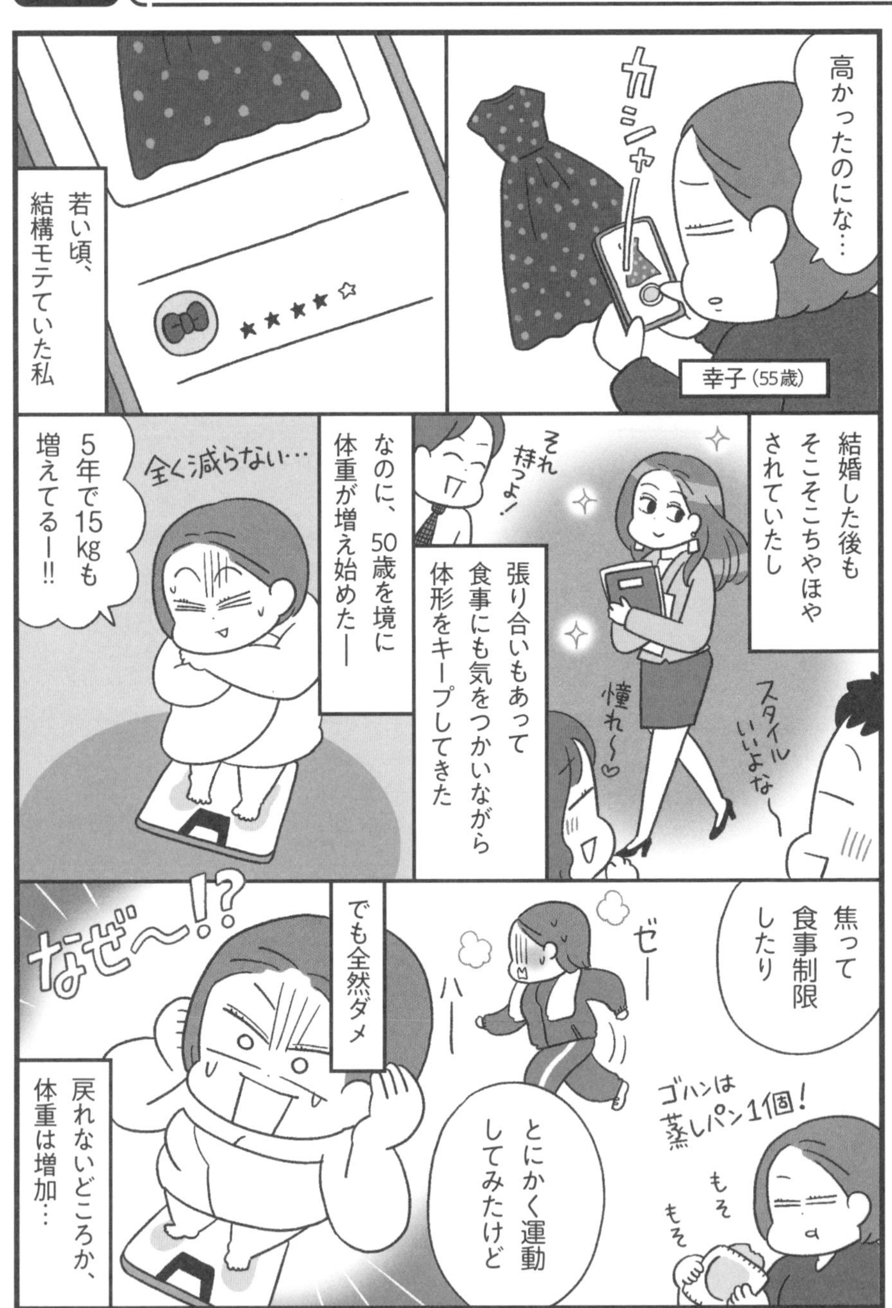

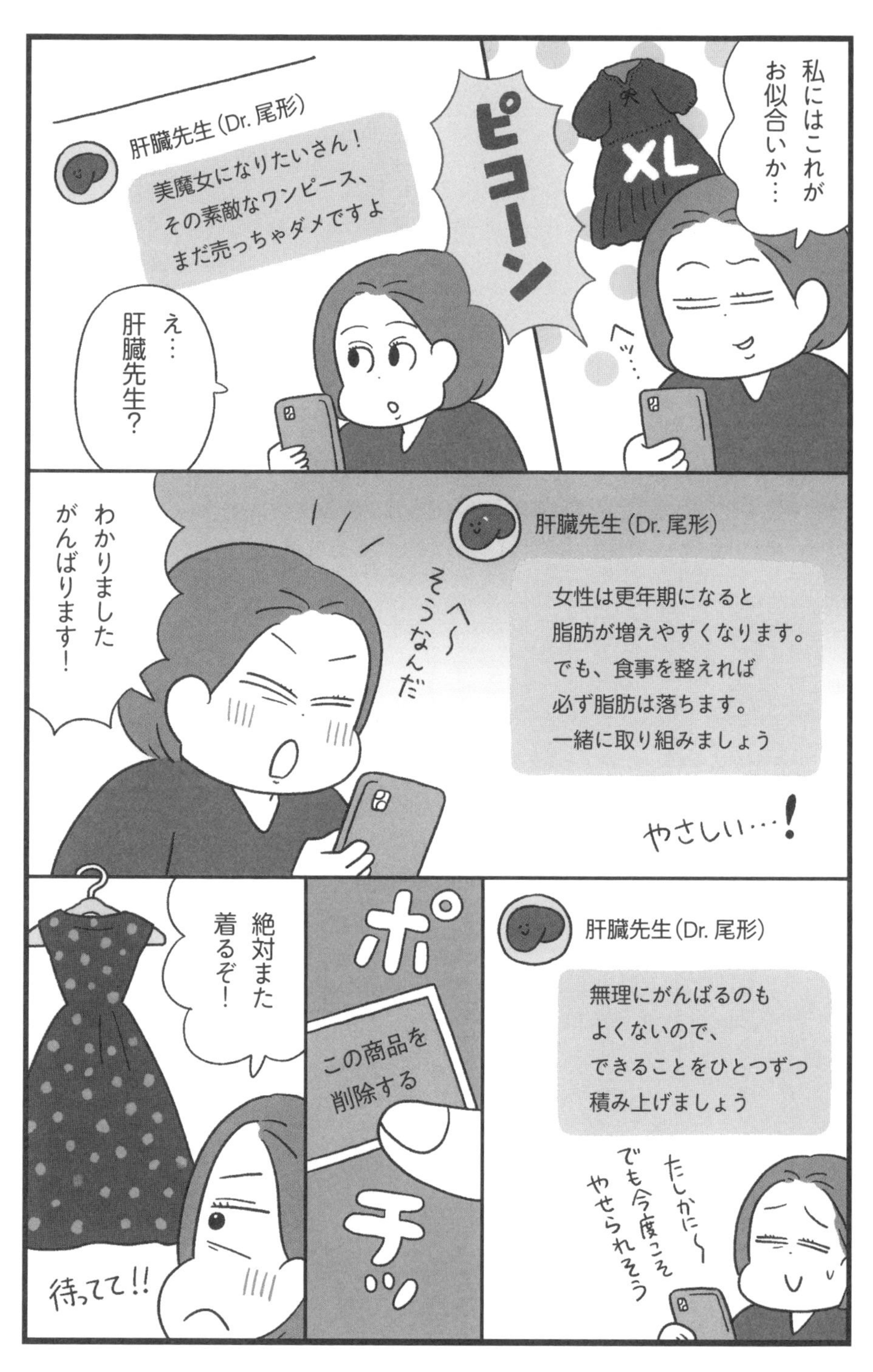

私にはこれがお似合いか…
ピコーン
XL
へッ…
肝臓先生（Dr. 尾形）
美魔女になりたいさん！
その素敵なワンピース、
まだ売っちゃダメですよ
え…肝臓先生？
肝臓先生（Dr. 尾形）
女性は更年期になると
脂肪が増えやすくなります。
でも、食事を整えれば
必ず脂肪は落ちます。
一緒に取り組みましょう
やさしい…！
そうなんだへ〜
わかりました
がんばります！
肝臓先生（Dr. 尾形）
無理にがんばるのも
よくないので、
できることをひとつずつ
積み上げましょう
たしかに〜
でも今度こそ
やせられそう
ポ
この商品を
削除する
チッ
絶対また着るぞ！
待ってて!!

更年期の女性は内臓脂肪が増加しやすい

女性の年代別メタボ該当者の割合

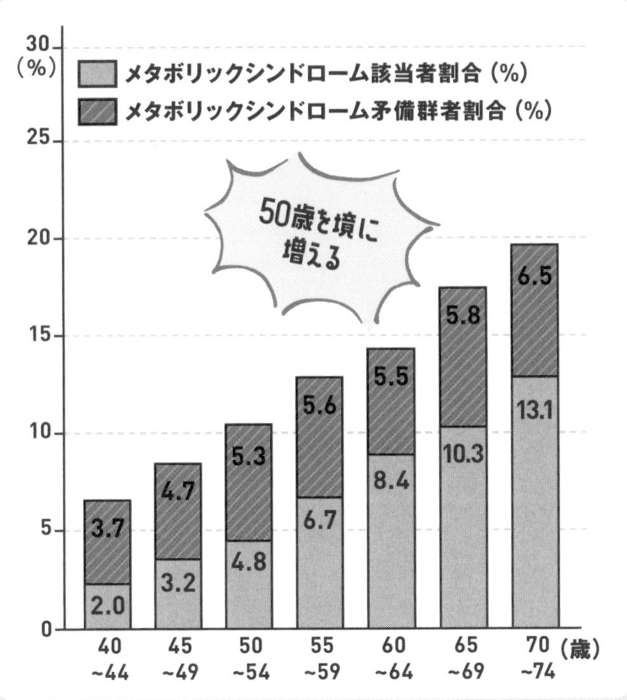

出典：厚生労働省保険局

更年期以降に起こる女性ホルモンの低下はホットフラッシュ、不眠、倦怠感、脂質異常症、高血圧、骨量の減少など、あらゆる不調を生じさせます。その影響は、体脂肪のつき方も変化させることがわかってきました。

女性ホルモンのエストロゲンは内臓脂肪をため込む働きを促す「アルデヒド脱水素酵素」を抑え、内臓脂肪の蓄積を防いでいます。そのため、エストロゲンが減少するとこの酵素の働きが高まり、内臓脂肪が蓄積されるのです。

更年期を過ぎると皮下脂肪よりも内

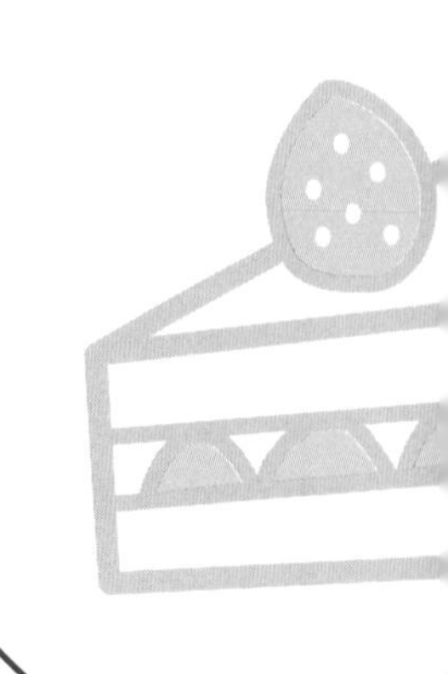

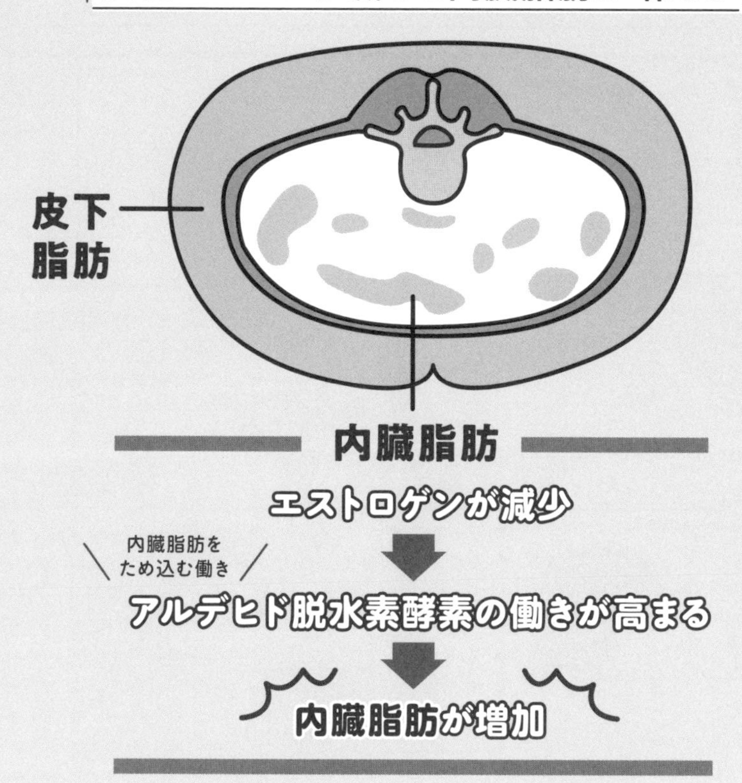

臓脂肪が増え、それに伴いメタボリックシンドロームのリスクも高まります（146ページ上図）。事実、脂肪肝の罹患者数も急増する世代です。

でも食事を整えれば、脂肪を落とせます。私が外来で伝えている食事ルールを紹介しましょう。ご飯を1膳食べているなら半膳の70gに。これにより1食分の糖質量を30〜40gにし、1日のトータルを約130gにとどめます。

主食を減らす代わりに、野菜やきのこ類などの食物繊維が豊富な食材をたっぷり摂り、食事の最初に食べます。

さらにタンパク質を毎食20〜30gほど摂ると、消化・吸収の面でも食事のボリューム面でもバランスをとりやすいです。100g分の肉や魚で、約20gのタンパク質を摂ることができます。

08 意志が弱い。甘いものもやめられっこない？

高校時代の友人からお茶のお誘いがきた
ヨガにハマっていた彼女はいつの間にかインストラクターになっていた
仕事を続けながら、週末はカルチャースクールで教えているらしい
Merci beaucoup!
フランス旅行に行くからとフランス語講座に通ったり
フランスのお土産渡したいから会おうーせっかくだし美味しいスイーツも食べよう！
明るくて前向きな彼女のことは大好き
今度ヨガのイベントやるよ！
遊びに来てね
でも飽きっぽい自分とつい比べてしまう
資格の勉強もダイエットも続かない…
やり遂げたことがない…
恵理（45歳）
見た目もそこまで太ってないけど…
中性脂肪値が上がり続けててやばいのよ～
ダイエットしないと～
友人には会いたいけれどスイーツは控えたほうがいいよね？
でも行ったら絶対スイーツ食べちゃうな
ありがとう！予定大丈夫だよ楽しみにしてるね
意志が弱いんだよね～
そんなに卑下しないで恵理さん
Dr. 尾形

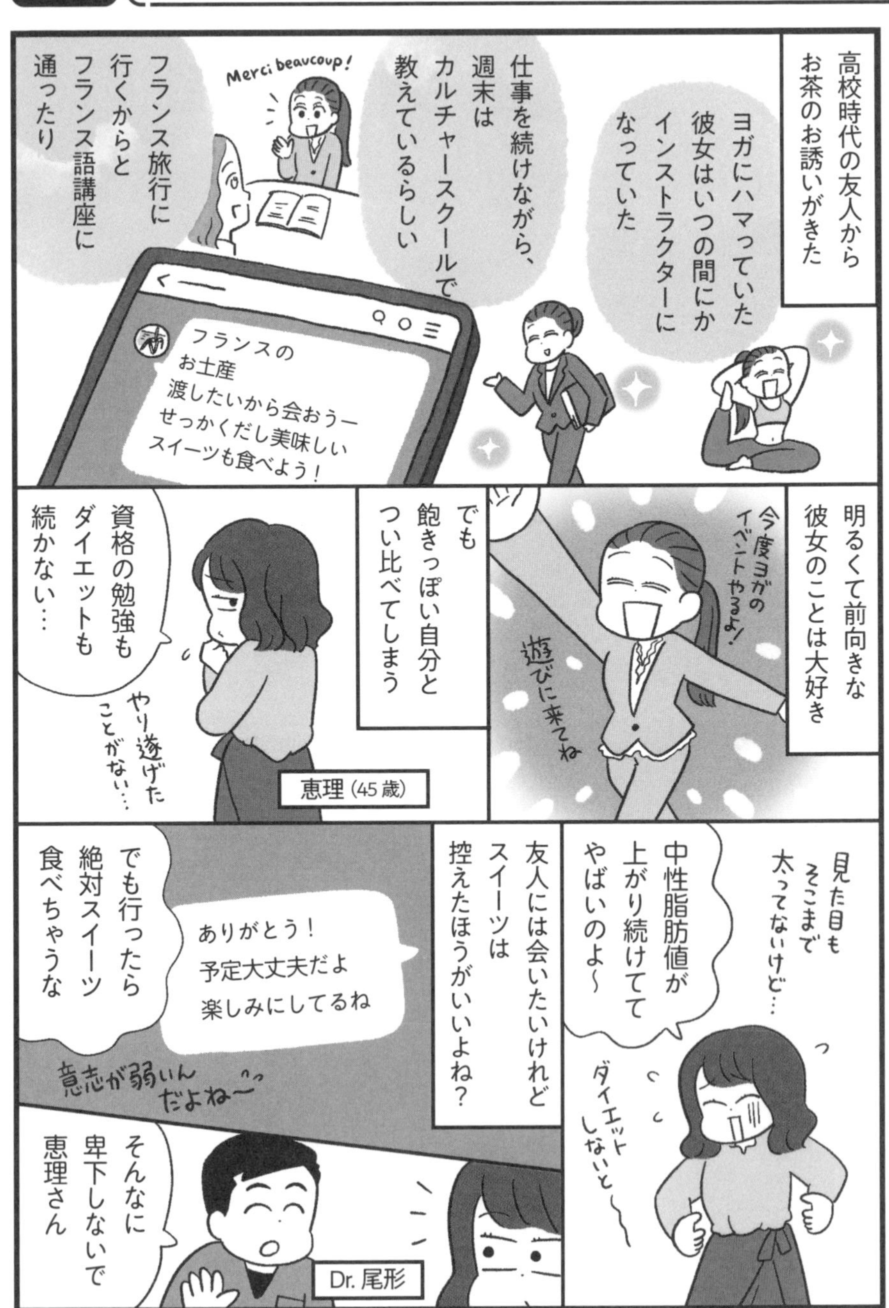

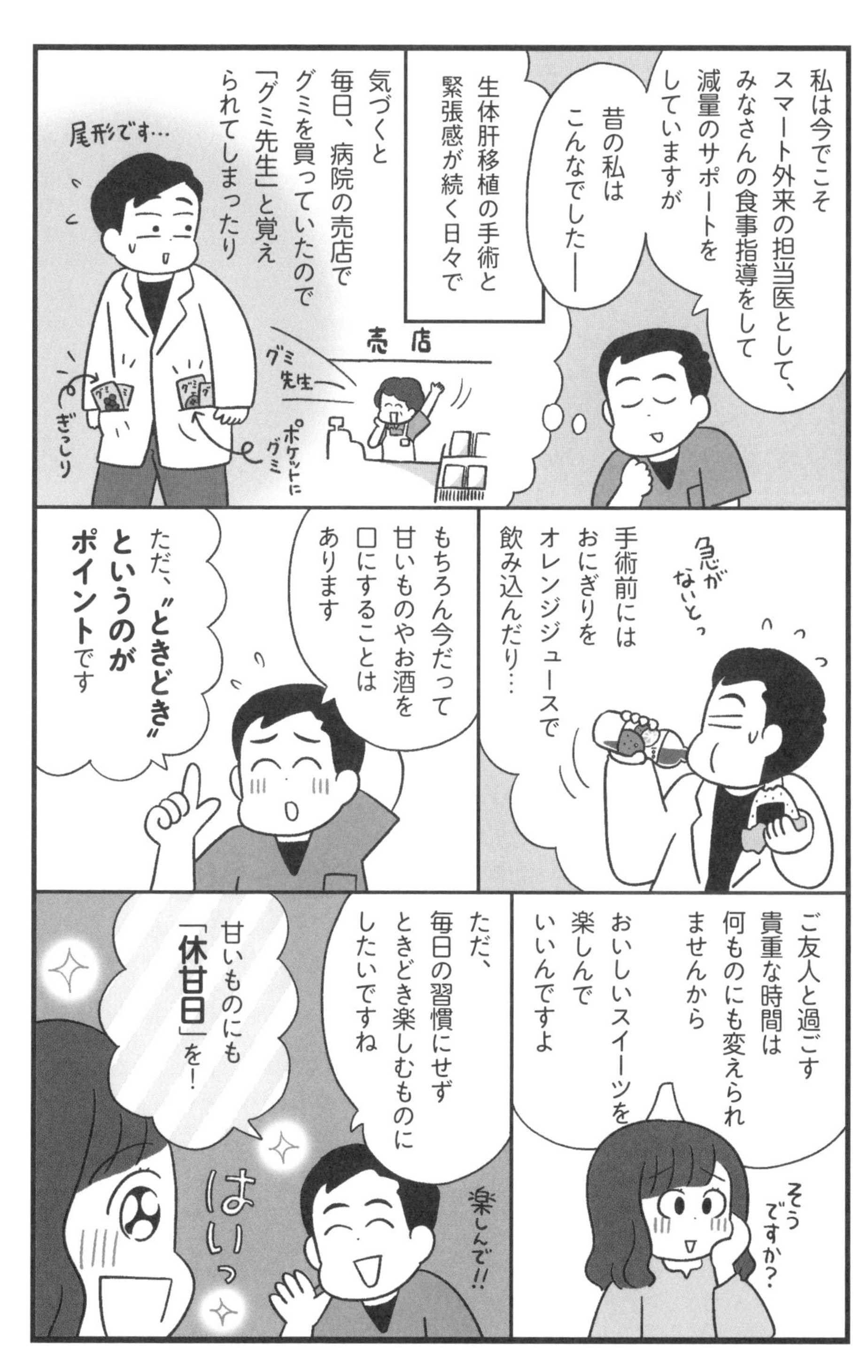
私は今でこそ
スマート外来の担当医として、
みなさんの食事指導をして
減量のサポートを
していますが
昔の私は
こんなでした――
生体肝移植の手術と
緊張感が続く日々で
売店
グミ先生―
気づくと
毎日、病院の売店で
グミを買っていたので
「グミ先生」と覚え
られてしまったり
尾形です…
ぎっしり
ポケットにグミ
急がないとっ
手術前には
おにぎりを
オレンジジュースで
飲み込んだり…
もちろん今だって
甘いものやお酒を
口にすることは
あります
ただ、"ときどき"
というのが
ポイントです
ご友人と過ごす
貴重な時間は
何ものにも変えられ
ませんから
おいしいスイーツを
楽しんで
いいんですよ
そうですか？
ただ、
毎日の習慣にせず
ときどき楽しむものに
したいですね
楽しんで!!
甘いものにも
「休甘日」を！
はいっ

やめられない、続かないと思い込まず**ゆっくりと変化**を味わう

「スイーツを、今日から一切やめてください」と言うつもりはありません。ただ、体に脂肪を増やして健康を害する原因になっているのなら、付き合い方を見直す機会ではないでしょうか。

甘いものを愛する人に置き換えてみましょう。いくら好きでも、その人のために自分の人生、健康をおろそかにしてはいけません。その人との付き合いによって自分が自分でなくなり、依存性が高くなるなら、一度距離をおくべきです。少し離れることで相手のことも、自分のこともよく見えるようになり、気づく変化が必ずあります。それでも側にいてほしいと思ったら、それまでとは付き合い方が変わるはずです。

大切なのは、甘いものはやめられないと思い込まず、少しずつ減らしながら依存度を下げていくこと。そして、楽しむときには思う存分楽しむというメリハリをつけられれば大丈夫！

毎日甘いものを食べているなら、**3日に一度の「休甘日」を作りましょう**。あれば食べたくなるのは当然なので、**買い置きをしない**ことも大切です。スイーツに毎日100円を捻出しているのなら、その分で**1週間に一度、上質なスイーツにする**のもいいかもしれません。**甘いものを食べた日には記録に残せ**ば、甘いものとの距離を知るよい手段になります。そして実践できたことに対しては、必ず自分をほめることを忘れないでくださいね。

甘いものと距離をおくコツ

3日に一度の「休甘日」を作る

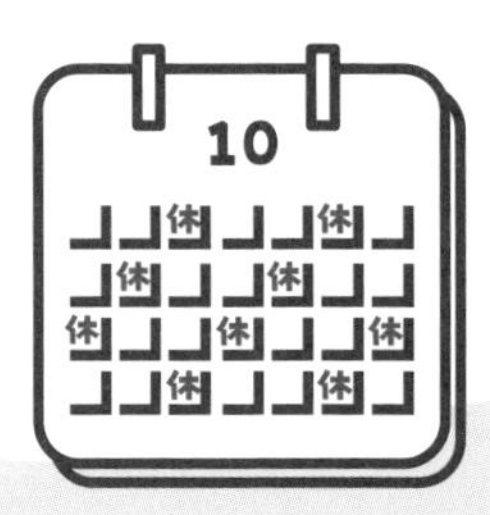

飲料で甘いものを摂るのはやめる

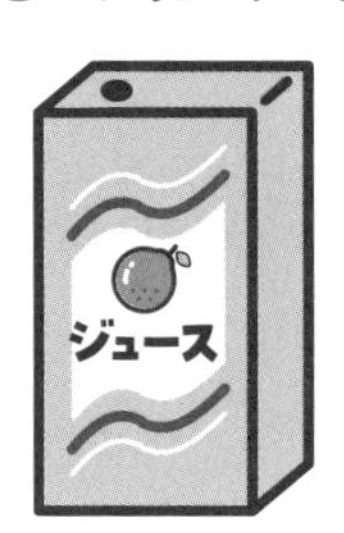

買い置きをしない

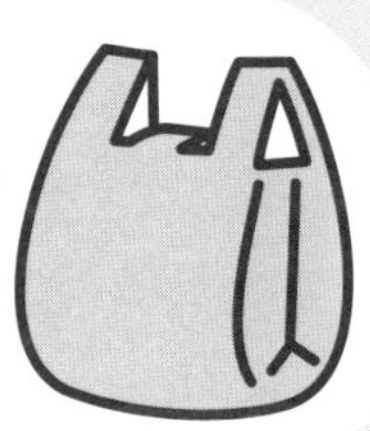

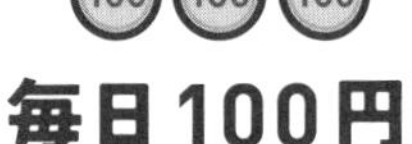

毎日100円 ↓ 週700円のちょっと贅沢なスイーツにする

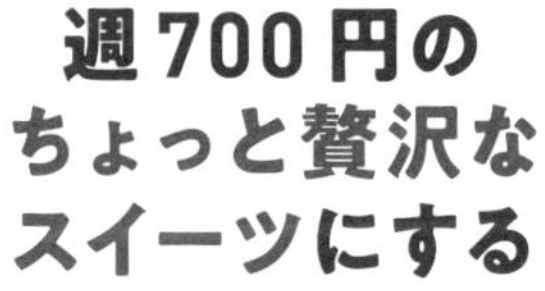

甘いものを食べたら記録に残す

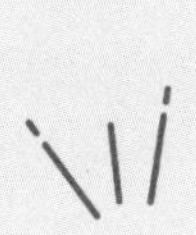

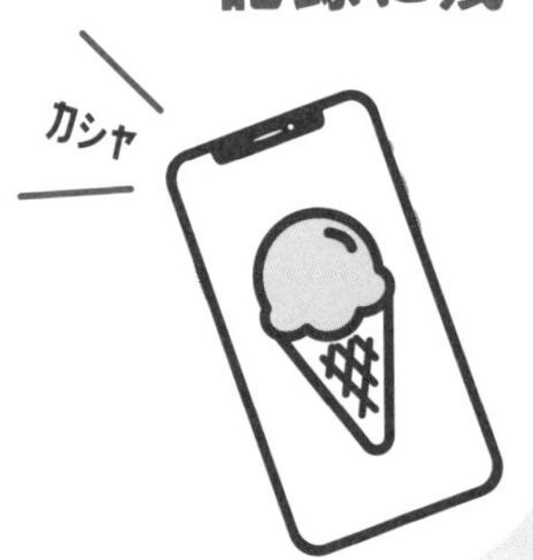

お茶と一緒に少量を味わう

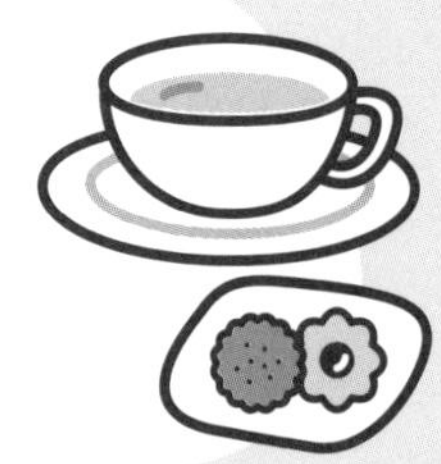

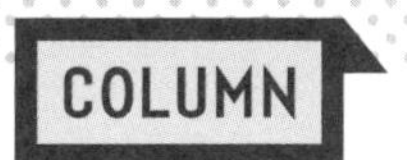

ラクして
やせられる？

やせ薬と称されるGLP-1の不適切な使用は厳禁

２型糖尿病治療に使う「GLP-1 受容体作動薬」は、適切に使用すれば糖尿病だけでなく抗肥満薬としても有効だと期待されている薬です。GLP-1 は私たちの体内に存在するホルモンで、インスリンの分泌を促して血糖値を下げる役割を担っています。その GLP-1 を補う目的で使用するのが、GLP-1 受容体作動薬です。食欲を抑える作用もあるので、おもに食事の改善や運動だけでは血糖値をコントロールできないときに使用します。肥満症に対する体重減少でも良好な結果が出ていて、日本でも 2023 年３月より一般名「セマグルチド」がはじめて肥満症の適応で承認されました。

一方で、「GLP-1 ダイエット」や「メディカルダイエット」という触れ込みで“やせ薬”として処方するクリニックもあり、低栄養や急性すい炎などの重い副作用による健康被害のトラブルも生じています。あくまでも薬であることを理解し、適切に処方してくれる医療機関を選んでください。

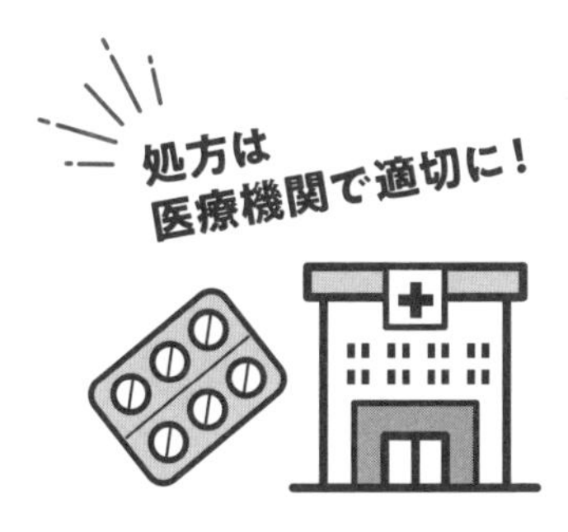

脂肪肝・糖尿病・高尿酸血症を知らせる
検査数値の見方

脂肪肝、糖尿病の可能性や高尿酸血症と診断される
健康診断の検査項目と基準値を紹介します。
これらの基準を参考に、日々の健康管理に役立ててください。

肝機能検査

基準値

（単位：U/ℓ）

AST …………… 30 以下

ALT …………… 30 以下

γ-GTP ……………
男性 50 以下／女性 30 以下

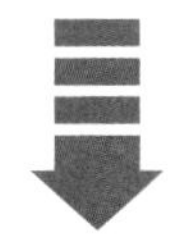

基準値より高いと…

肝機能に異常のサイン
（P.36 参照）

AST（エーエスティー）
心臓や肝臓、骨格筋、腎臓、赤血球などに多く存在する酵素。肝臓の細胞が障害を受けると血中に放出されて、高値を示す。

ALT（エーエルティー）
主に肝臓に存在し、ASTより特異的に肝細胞障害を反映。基準値以上で肝炎が疑われるが、基準値内でもALTがASTより高値の場合は、脂肪肝の可能性が高い。

γ-GTP（ガンマジーティーピー）
肝臓や胆管に存在する酵素。多量の飲酒習慣があると高値を示す。飲酒をせずに高い場合は、「非アルコール性脂肪性肝疾患」の疑い。

◀◀ 次ページに続く

※基準値は検査を実施する医療機関や測定法によって異なることがあります。また、単位のU/ℓは国際単位（International unit）を略したもので、IU/ℓと記載されることもあります。

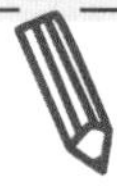

その他の肝機能検査項目について

ALP（エーエルピー）

肝臓や胆道などに含まれる酵素。肝臓や胆道の病気で胆汁の流れが滞ると血液中に増えるため、肝機能の指標になっている。

基準値　100 ～ 325

（単位：U/ℓ）

LDH（エルディエイチ）

肝臓以外に心臓、腎臓、赤血球などさまざまな部位に存在する酵素。基準値以上で、AST、ALT、γ -GTP も高値なら肝障害の疑いがある。

基準値　120 ～ 240

（単位：U/ℓ）

Ch-E（シーエイチ イー）

肝臓で合成される酵素。脂肪肝で数値が上がるが、肝機能が低下するにつれて数値は下がる。

基準値　**男性：234 ～ 493**　**女性：200 ～ 452**

（単位：U/ℓ）

総ビリルビン

ビリルビンは古くなった赤血球が分解されるときに生成される黄色の色素。胆石や胆管がんなどで高値を示すが、進行した肝硬変でも上昇する。

基準値　0.2 ～ 1.2

（単位：mg/dℓ）

脂質代謝検査

基準値

（単位：mg/dℓ）

中性脂肪 … 30～149

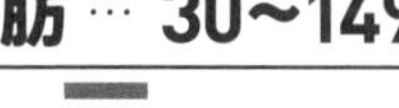

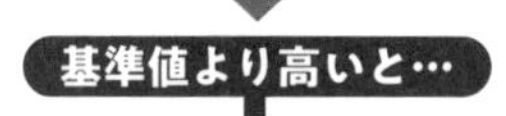

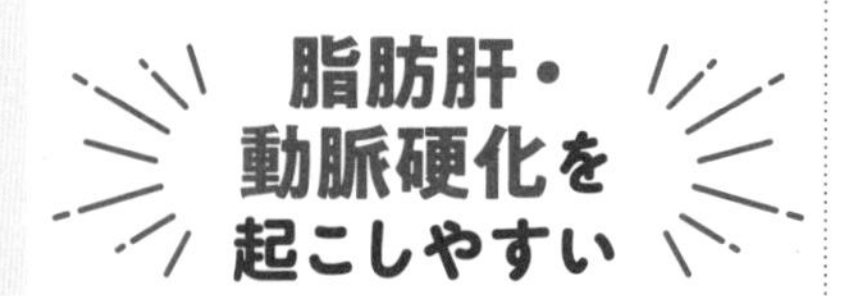

中性脂肪（ちゅうせいしぼう）

食品中の脂質や体脂肪の大部分を占める物質で、エネルギー源となる。中性脂肪は食べ物の脂質から合成されるだけでなく、食べすぎや運動不足が原因で体内に増える糖質からも合成される。

糖代謝検査

基準値

（単位：mg/dℓ）

空腹時血糖……**109 以下**

（100 以上 109 以下：正常高値）

（単位：%）

HbA1c………**5.9 以下**

（5.6 以上 5.9 以下：正常高値）

基準値より高いと…

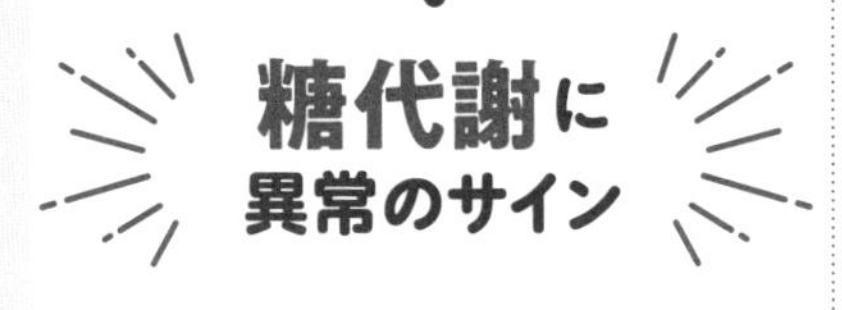

10 時間以上食事をとらない状態の血糖値。126mg／dℓ以上で糖尿病の疑いあり。110 ～ 125mg／dℓで境界型と呼ばれる糖尿病予備群の状態を示す。

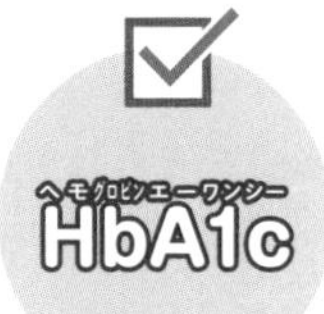

ヘモグロビンは赤血球内のタンパク質の一種で、ブドウ糖と結合すると HbA1c になる。採血時の 1 ～ 2 カ月前からの血糖値変動が反映される。

尿検査

基準値

（単位：mg/dℓ）

尿酸…………**2.1～7.0**

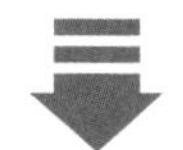

基準値より高いと…

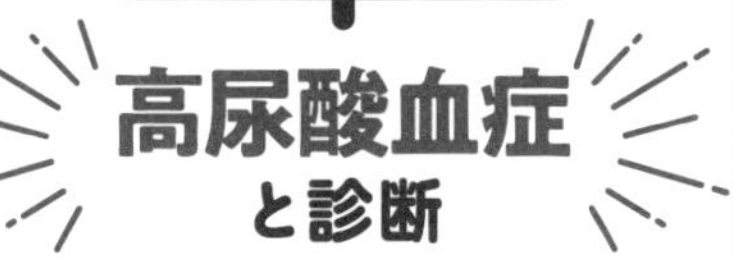

尿酸

尿酸値が 7.0 を超えると高尿酸血症と診断される。9.0 以上もしくは 8.0 以上で、腎障害・高血圧・糖尿病・肥満などの合併症を伴う場合は、早期治療が勧められる。

※基準値は検査を実施する医療機関や測定法によって異なることがあります。また、単位の U/ℓ は国際単位（International unit）を略したもので、IU/ℓ と記載されることもあります。

参考文献

日本消化器病学会・日本肝臓学会 編集
『NAFLD ／ NASH 診療ガイドライン 2020（改訂第2版）』（南江堂）

日本肝臓学会 編
『アルコール性肝障害（アルコール関連肝疾患）診療ガイド 2022』（文光堂）

日本痛風・核酸代謝学会ガイドライン改訂委員会 編集
『2019 年改訂　高尿酸血症・痛風の治療ガイドライン　第3版』（診断と治療社）

香川明夫 監修『八訂 食品成分表 2022』（女子栄養大学出版部）

尾形 哲 著
『専門医が教える 肝臓から脂肪を落とす食事術
予約の取れないスマート外来のメソッド』（KADOKAWA）

尾形 哲 著『肝臓から脂肪を落とす7日間実践レシピ』（KADOKAWA）

尾形 哲 著『ダイエットも健康も 肝臓こそすべて』（新星出版社）

James S. Dooley, Anna S. Lok, Guadalupe Garcia-Tsao,Massimo Pinzani 編集
『Sherlock's Diseases of the Liver and Biliary System, 13th ed』(Wiley-Blackwell)

垣渕洋一 著
『「そろそろ、お酒やめようかな」と思ったときに読む本』（青春出版社）

葉石かおり 著／浅部伸一 監修
『名医が教える飲酒の科学　一生健康で飲むための必修講義』（日経BP）

横山 顕 著
『お酒を飲んで、がんになる人、ならない人
知らないと、がんの危険が 200 倍以上』（星和書店）

ハーマン・ポンツァー 著／小巻靖子 訳
『運動しても痩せないのはなぜか　代謝の最新科学が示す
「それでも運動すべき理由」』（草思社）

ステファン J. ギエネ 著／野中香方子 訳
『脳をだませばやせられる　「つい食べてしまう」をなくす科学的な方法』
（ダイヤモンド社）

PART1

P31 GBD 2016 Alcohol Collaborators. Alcohol use and burden for 195 countries and territories, 1990-2016: a systematic analysis for the Global Burden of Disease Study 2016. The Lancet. 2018; 392:1015-1035.

P31 C D Holman, D R English, E Milne, M G Winter. Meta-analysis of alcohol and all-cause mortality: a validation of NHMRC recommendations. Med J. Aust. 1996; 164:141-145.

P45 A Yokoyama , T Muramatsu, T Ohmori, S Higuchi, M Hayashida, H Ishii. Esophageal cancer and aldehyde dehydrogenase-2 genotypes in Japanese males. Cancer Epidemiol Biomarkers Prev. 1996;5(2) :99-102.

P57 柳田知司，高田孝二，島田 瞭ほか．喫煙の維持要因に関する精神薬理学的研究．喫煙科学研究財団研究年報． 1991:431-435.

P63 松本博志．アルコールの基礎知識．日本アルコール・薬物医学会雑誌． 2011;第46巻:146-156.

P65 K P Lesch, D Bengel, A Heils, S Z Sabol, B D Greenberg, S Petri, J Benjamin, C R Müller, D H Hamer, D L Murphy. Association of anxiety-related traits with a polymorphism in the serotonin transporter gene regulatory region. Science. 1996; 274(5292) :1527-1531.

P65 Nakamura T, Muramatsu T, Ono Y, et al. Serotonin transporter gene regulatory region polymorphism and anxiety-related traits in the Japanese. Am J Med Genet. 1997;74(5) :544-545.

P65 Constantin R Soldatos, François A Allaert, Tatsuro Ohta, Dimitris G Dikeos. How do individuals sleep around the world? Results from a single-day survey in ten countries. Sleep Med. 2005;6(1):5-13.

P69 Evelyn B Parr, Donny M Camera, José L Areta, Louise M Burke, Stuart M Phillips, John A Hawley, Vernon G Coffey. Alcohol ingestion impairs maximal post-exercise rates of myofibrillar protein synthesis following a single bout of concurrent training. PLos One. 2014;9(2):e88384.

P75 橋爪秀一，河野貴美子，小久保秀之，山本幹男，桂川秀嗣，鎌田明彦，渡辺恒夫．嗜好品（ノンアルコールビール）のリラックス効果．国際生命情報科学会誌．2015;第33巻;48-52.

P90 堀江義則．海老沼浩利．金井隆典．本邦におけるアルコール性肝障害の実態．日本消化器病学会誌． 2015;112:1630-1640.

P92 Tomomi Marugame, Seiichiro Yamamoto, Itsuro Yoshimi, Tomotaka Sobue, Manami Inoue, Shoichiro Tsugane; Japan Public Health Center-based Prospective Study Group. Patterns of alcohol drinking and all-cause mortality: results from a large-scale population-based cohort study in Japan. Am J Epidemiol. 2007; 165(9):1039-1046.

P97 恩地森一，滝川 一，村田洋介，小島裕治，橋本直明，久持顕子，炭田知宜，大森 茂，村田浩之，渡辺真彰，谷口英明，前田直人，熊木天児，姜 貞憲，伊藤 正，青野 礼，綾田 穣．民間薬および健康食品による薬物性肝障害の調査．肝臓．2005;46巻(3) :142-148.

P101 Hyon K Choi, Karen Atkinson, Elizabeth W Karlson, Walter Willett, Gary Curhan. Alcohol intake and risk of incident gout in men: a prospective study. Lancet. 2004;363(9417) :1277-1281.

PART2

P117 David Goldberg, Ivo C Ditah, Kia Saeian, Mona Lalehzari, Andrew Aronsohn, Emmanuel C Gorospe, Michael Charlton. Changes in the Prevalence of Hepatitis C Virus Infection, Nonalcoholic Steatohepatitis, and Alcoholic Liver Disease Among Patients With Cirrhosis or Liver Failure on the Waitlist for Liver Transplantation. Gastroenterology. 2017;152(5) :1090-1099.

P122 Jane Shearer, Raylene A Reimer, Dustin S Hittel, Mackenzie A Gault, Hans J Vogel, Matthias S Klein. Caffeine-Containing Energy Shots Cause Acute Impaired Glucoregulation in Adolescents. Nutrients. 2020;12(12): 3850.

P127 Kevin D Hall, Alexis Ayuketah, Robert Brychta, Hongyi Cai, Thomas Cassimatis, Kong Y Chen, Stephanie T Chung, Elise Costa, Amber Courville, Valerie Darcey, Laura A Fletcher, Ciaran G Forde, Ahmed M Gharib, Juen Guo, Rebecca Howard, Paule V Joseph Suzanne McGehee, Ronald Ouwerkerk, Klaudia Raisinger, Irene Rozga, Michael Stagliano, Mary Walter, Peter J Walter, Shanna Yang, Megan Zhou. Ultra-Processed Diets Cause Excess Calorie Intake and Weight Gain: An Inpatient Randomized Controlled Trial of Ad Libitum Food Intake. Cell Metab. 2019;30(1) :67-77.e3.

P129 S H Holt, J C Miller, P Petocz, E Farmakalidis. A satiety index of common foods. Eur J Clin Nutr. 1995;49(9) :675-690.

P133 Kimber L Stanhope, Jean Marc Schwarz, Nancy L Keim, Steven C Griffen, Andrew A Bremer, James L Graham, Bonnie Hatcher, Chad L Cox, Artem Dyachenko, Wei Zhang, John P McGahan, Anthony Seibert, Ronald M Krauss, Sally Chiu, Ernst J Schaefer, Masumi Ai, Seiko Otokozawa, Katsuyuki Nakajima, Takamitsu Nakano, Carine Beysen, Marc K Hellerstein, Lars Berglund, Peter J Havel. Consuming fructose-sweetened, not glucose-sweetened, beverages increases visceral adiposity and lipids and decreases insulin sensitivity in overweight/obese humans. J Clin Invest. 2009; 119(5):1322–1334.

P137 Alexandra G Yunker, Jasmin M Alves, Shan Luo, Brendan Angelo, Alexis DeFendis, Trevor A Pickering, John R Monterosso, Kathleen A Page. Obesity and Sex-Related Associations With Differential Effects of Sucralose vs Sucrose on Appetite and Reward Processing: A Randomized Crossover Trial. JAMA Netw Open. 2021;4(9): e2126313.

P137 Jotham Suez, Tal Korem, David Zeevi, Gili Zilberman-Schapira, Christoph A Thaiss, Ori Maza, David Israeli, Niv Zmora, Shlomit Gilad, Adina Weinberger, Yael Kuperman, Alon Harmelin, Ilana Kolodkin-Gal, Hagit Shapiro, Zamir Halpern, Eran Segal, Eran Elinav. Artificial sweeteners induce glucose intolerance by altering the gut microbiota. Nature. 2014;514(7521):181-186.

P137 Jelle R Dalenberg, Barkha P Patel, Raphael Denis, Maria G Veldhuizen, Yuko Nakamura, Petra C Vinke, Serge Luquet, Dana M Small. Short-Term Consumption of Sucralose with, but Not without, Carbohydrate Impairs Neural and Metabolic Sensitivity to Sugar in Humans. Cell Metab. 2020;31(3):493-502.e7.

P137 Charlotte Debras, Eloi Chazelas, Laury Sellem, Raphaël Porcher, Nathalie Druesne-Pecollo, Younes Esseddik, Fabien Szabo de Edelenyi, Cédric Agaësse, Alexandre De Sa, Rebecca Lutchia, Léopold K Fezeu, Chantal Julia, Emmanuelle Kesse-Guyot, Benjamin Allès, Pilar Galan, Serge Hercberg, Mélanie Deschasaux-Tanguy, Inge Huybrechts, Bernard Srour, Mathilde Touvier. Artificial sweeteners and risk of cardiovascular diseases: results from the prospective NutriNet-Santé cohort. BMJ. 2022;378:e071204.

P140 Marilyn Arce , Vasiliki Michopoulos, Kathryn N Shepard, Quynh-Chau Ha, Mark E Wilson. Diet choice, cortisol reactivity, and emotional feeding in socially housed rhesus monkeys. Physiology & Behavior. 2010;101(4) :446-455.

おわりに

最後までお読みいただき、本当にありがとうございました。
好きなものを〝好きなだけ〟飲んだり食べたりしていては、体はついていかないことが伝わったのではないかと思います。だからこそ、**好きなものを長くおいしく味わい、楽しむために〝今できる一歩〟を踏み出してほしい**と願っています。

昨今、ノンアルや微アル飲料の種類が増え始めていますが、お酒を減らす意識が広がるよいきっかけになると喜ばしく思っています。
私はサウナ好きで、これまでは皆さんの多くと同様、サウナ後のビールを楽しんでいました。しかし、ノンアルコール飲料が持つリラックス効果を知ったことで、スムーズにノンアルコールビールに切り替えることができました。いろいろ飲み比べて、昨今の商品は「本当にアルコールゼロなの?」と疑うほどに、ビールテイストです。飲まず嫌いにならず、チャレンジ精神を膨らませてみてください。
甘いものについても、優先順位をつければゼロにしなくても大丈夫なんですよ!
最後になりますが、誤解がないようにお伝えしておきたいことがあります。
〝減らす〟ことを推奨する一方で、私が担当する「スマート外来(肥満・脂肪肝専門外来）」では、**AST、ALTが150（正常値上限の5倍）を超えるような肝障害の方には、お酒も甘いものも〝一時的にやめる〟ように指導しています。**

私は、肝障害が生じるプロセスを「雨だれ石を穿（うが）つ」ということわざにたとえて説明しています。〝小さな努力を続ければ目的を達成できる〟という意味ですが、もとは雨だれのような小さな粒でも、何十年、何百年の月日を経れば石に穴をあけるという様子を表しています。

毎日飲んだり食べたりするお酒や甘いものはまさに雨だれで、続ければ肝臓はダメージを受けます。放置すれば「肝硬変」になり、肝臓が機能しなくなることも。**肝臓は連続的な攻撃にとても弱い臓器だから**です。

それでも、「このままではマズイ」と気づいた時点で一時的にでもやめれば、すみやかに復活していく臓器でもあります。減量効果にも雲泥の差が出ます。「今だけは断つ！」と決めて本気で取り組んで、健康な肝臓を取り戻した患者様方をたくさん診てきております。

人生100年時代。100年続く、健やかな肝臓ライフをお祈りいたします。

2023年8月　**尾形　哲**

尾形　哲（おがた　さとし）

長野県佐久市立国保浅間総合病院外科部長、同院「スマート外来」担当医。医学博士。1995年神戸大学医学部医学科卒業、2003年医学部大学院博士課程修了。パリ、ソウルの病院で多くの肝移植手術を経験したのち、2009年から日本赤十字社医療センター肝胆膵・移植外科で生体肝移植チーフを務める。さらに東京女子医科大学消化器病センター勤務を経て、2016年より長野県に移住。一般社団法人日本NASH研究所代表理事。2017年スタートの「スマート外来」は肥満解消と脂肪肝・糖尿病改善のための専門外来。著書に『専門医が教える　肝臓から脂肪を落とす食事術』、『専門医が教える　肝臓から脂肪を落とす7日間実践レシピ』（小社刊）などがある。

https://twitter.com/ogatas0520

肝臓から脂肪を落とす
お酒と甘いものを一生楽しめる飲み方、食べ方

2023年9月21日　初版発行

著　者　尾形　哲
発行者　山下 直久
発　行　株式会社KADOKAWA
〒102-8177 東京都千代田区富士見2-13-3
電話　0570-002-301（ナビダイヤル）
印刷所　大日本印刷株式会社
製本所　大日本印刷株式会社

●お問い合わせ
https://www.kadokawa.co.jp/（「お問い合わせ」へお進みください）
※内容によってはお答えできない場合があります。
※サポートは日本国内のみとさせていただきます。
※Japanese text only

定価はカバーに表示してあります。

ISBN 978-4-04-897639-8 C0077